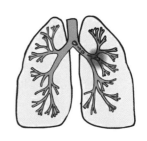

静脉血栓栓塞症诊治与预防**390**问

—— 易群　李凡敏　周海霞◎主编 ——

四川科学技术出版社

图书在版编目(CIP)数据

静脉血栓栓塞症诊治与预防390问 / 易群, 李凡敏,
周海霞主编. -- 成都 : 四川科学技术出版社, 2020.10（2021.11重印）
ISBN 978-7-5364-9956-0

Ⅰ.①静… Ⅱ.①易… ②李… ③周… Ⅲ.①静脉疾
病 – 血栓栓塞 – 诊疗 – 问题解答 Ⅳ.①R543.6-44

中国版本图书馆CIP数据核字（2020）第199353号

静脉血栓栓塞症诊治与预防390问

主　　编　易　群　李凡敏　周海霞
出 品 人　程佳月
特约编辑　陈蜀蓉
责任编辑　杜　宇
封面设计　梦幻四人组
责任出版　欧晓春
出版发行　四川科学技术出版社
　　　　　成都市槐树街2号　邮政编码 610031
　　　　　官方微博：http://e.weibo.com/sckjcbs
　　　　　官方微信公众号：sckjcbs
　　　　　传真：028-87734035
成品尺寸　170mm × 240mm
印　　张　12　字数 240 千
印　　刷　四川华龙印务有限公司
版　　次　2020年10月第 1 版
印　　次　2021年11月第2次印刷
定　　价　79.00元

ISBN 978-7-5364-9956-0

邮购：四川省成都市槐树街2号　邮政编码：610031
电话：028-87734035　电子信箱：sckjcbs@163.com

编委会名单

组长, 副主任医师, 硕士研究生

罗　伟　乐山市人民医院呼吸与危重症医学科副主任医师, 博士研究生

陈　丹　乐山市人民医院呼吸与危重症医学科主任医师

廖　冰　乐山市人民医院呼吸与危重症医学科主任医师

范慧明　乐山市人民医院呼吸与危重症医学科主任医师

罗林城　乐山市人民医院呼吸与危重症医学科副主任医师, 硕士研究生

何　兵　乐山市人民医院呼吸与危重症医学科主治医师, 硕士研究生

杨　扬　乐山市人民医院呼吸与危重症医学科医师, 硕士研究生

毕乙瑶　乐山市人民医院呼吸与危重症医学科医师, 硕士研究生

游曼清　乐山市人民医院呼吸与危重症医学科医师, 硕士研究生

毕小菁　乐山市人民医院呼吸与危重症医学科医师, 硕士研究生

刘　玮　乐山市人民医院呼吸与危重症医学科主治医师

易　茜　乐山市人民医院呼吸与危重症医学科主治医师

徐　杨　乐山市人民医院呼吸与危重症医学科主治医师

谢净余　乐山市人民医院呼吸与危重症医学科副主任医师

朱爱华　乐山市人民医院呼吸与危重症医学科副主任护师

胡　晓　乐山市人民医院呼吸与危重症医学科主管护师

俞慎林　乐山市人民医院血管外科副主任医师, 硕士研究生

张　济　乐山市人民医院血管外科主治医师, 硕士研究生

李光泽　乐山市人民医院血管外科主治医师, 硕士研究生

许　丹　乐山市人民医院内分泌科主治医师, 硕士研究生

吕秋菊　乐山市人民医院内分泌科主治医师, 硕士研究生

李　希　乐山市人民医院重症医学科主治医师, 硕士研究生

许洪梅　乐山市人民医院妇产科副主任医师, 硕士研究生

向　尹　乐山市人民医院医学检验科副主任医师

胡丽佳　乐山市人民医院超声影像科主治医师

杨志远　乐山市人民医院放射影像科副主任医师

蒲强红　乐山市人民医院药学部主管药师, 博士研究生

王月蓉　乐山市中医医院肺病科主任中医师

朱健伟　乐山市中医医院肺病科主治医师

彭　康　乐山市中医医院肺病科副主任医师

江国强　武警四川总队医院呼吸与危重症医学科主任医师

周晓云　乐山市市中区人民医院呼吸内科主任医师

张　殷　乐山市市中区人民医院呼吸内科副主任医师

张建芳　乐山职业技术学院附属医院呼吸内科副主任医师

方传栋　乐山职业技术学院附属医院呼吸内科副主任医师

段永建　犍为县人民医院呼吸与危重症医学科主任医师

陈旭波　犍为县人民医院呼吸与危重症医学科副主任医师

龚　勇　夹江县人民医院呼吸与危重症医学科副主任医师

陈　亮　夹江县人民医院呼吸与危重症医学科主治医师

岑茂林　五通桥区人民医院呼吸内科副主任医师

李　贱　峨眉山市人民医院呼吸内科副主任医师

谭　熙　峨眉山市人民医院呼吸内科副主任医师, 硕士研究生

周人杰　乐山老年病专科医院呼吸内科主治医师

宋诗宁　乐山骨科医院骨科主治医师

李　蕾　马边县人民医院呼吸内科副主任医师

邹朋成　峨眉山佛光医院呼吸内科主任医师

者　燕　乐山市市中区中医医院老年病科副主任医师

沈家蓉　峨眉山市中医医院肺病科主任中医师

庞　伟　峨眉山市中医医院肺病科主治医师

万　凯　沐川县人民医院呼吸内科副主任医师

杨　明　沐川县人民医院呼吸内科主治医师

插　图　肖亚婷　乐山市人民医院胸心外科

主编简介

　　易群，乐山市人民医院党委书记，主任医师，教授，硕士研究生导师，四川大学华西医院血管中心肺血管分中心主任，四川省卫生健康委学术技术带头人。兼任中华医学会呼吸专委会肺血管病学组委员，亚太血栓与止血学会会员，四川省女医师协会副会长，四川省医师协会呼吸专委会常务委员，四川省医学会呼吸专委会委员，四川省呼吸专委会肺栓塞与肺血管疾病学组组长。毕业于原华西医科大学医学系，2005年获日本山梨大学博士学位。发表学术论文50余篇，其中SCI和Medline收录论文30篇，主编专著3部，负责国家重点研发、国家自然科学基金、省科技计划项目等课题7项，并获国家教育部自然科学奖二等奖。承担11项国际和国内GCP临床科研项目。

　　李凡敏，乐山市人民医院呼吸与危重症医学科党支部副书记，主治医师，在读医学博士，现任四川省医学会呼吸病学分会肺栓塞与肺血管病学组委员，乐山市"院内VTE防治联盟"秘书，乐山市人民医院"静脉血栓防治中心"秘书，主要负责乐山地区肺血管疾病防治推广工作。曾赴以色列Emek Medical Center研修学习，全国肺动脉高压学院第四期学员。获2019年慢阻肺临床思维星锐秀全国总决赛三等奖。主持省部级科研课题2项，获乐山市科技进步三等奖2项，实用新型专利1项，在中文核心期刊发表文章多篇，第十届亚太血栓与止血会议收录1篇。

周海霞，四川大学华西医院呼吸与危重症医学科副教授，硕士研究生导师。2010年毕业于四川大学华西临床医学院临床医学专业，2015年获四川大学华西临床医学院内科学（呼吸病学）博士学位。2012年6月至2014年8月美国康奈尔大学威尔医学院访问学者。四川省医学会呼吸专委会肺栓塞与肺血管病学组秘书。发表肺血管疾病及慢性阻塞性肺疾病相关研究论文20余篇（其中SCI论文11篇，Medline论文2篇），参编呼吸病学相关著作7本，作为负责人获国家自然科学基金青年基金1项、四川省科技厅应用基础研究项目1项，参与多项国家自然科学基金、国家重点研发及国际多中心临床研究课题。主要研究方向为肺血管疾病与慢性阻塞性肺疾病。

名誉主编简介

张晋，乐山市人民医院党委委员，副院长。主任医师，毕业于川北医学院临床医学专业，在内分泌专科工作20余年。任乐山市医学会内分泌专委会主任委员，四川省医学会内分泌暨糖尿病专委会常委，四川省医师协会常务理事、内分泌暨代谢病分会常委，四川省预防医学会慢病管理分会常委，乐山市首届学术和技术带头人、优秀高层次人才，四川省及乐山市医疗技术鉴定专家库委员。主持和参与了多项临床科研项目并获奖，目前在研省市级科研项目4项，发表专业论文20余篇。主办和承办了一系列国家级、省级、市级继续教育项目。

副主编简介

魏茂刚，乐山市人民医院副院长，主任医师，1989年毕业于原泸州医学院。先后担任中国医师协会呼吸分会基层工作委员会委员，中国肺癌防治联盟预防委员会委员，四川省呼吸专委会常委、委员，四川省呼吸医师协会常委、委员，四川省伦理委员会常委，乐山市药学会副会长、监事长,乐山市医学会大内科专委会副主任委员，乐山市医学会呼吸专委会主任委员，乐山市首批学术技术带头人。具有丰富的临床经验和较强的教学科研能力，对呼吸专业颇有造诣，率先开展的纤支镜检查、经皮肺活检等技术，处于全市领先地位，主持的科研项目4次荣获市政府科技进步二、三等奖。撰写论文20余篇在国家级、省级专业医疗杂志发表。

魏海龙，乐山市人民医院呼吸与危重症医学科主任兼党支部书记，副主任医师，在读医学博士，2006年取得贵阳医学院呼吸内科专业硕士研究生学位。现任中国肺癌防治联盟青年委员会委员、四川省医师协会呼吸专委会委员、四川省康复医学会肺康复专委会常务委员、四川省预防医学会呼吸专委会常委、四川省医学会呼吸专委会青年委员会副主任委员，乐山市呼吸专委会委员兼秘书。2011年赴北京朝阳医院学习呼吸危重症进修学习，2012年作为访问学者远赴德国EvangelischenKlinikumHattingen医院及Bergmannsheil und Kinderklinik Buer医院深入学习介入呼吸内镜技术。2013年于上海中山医院呼吸内科进修学习。先后发表相关论文多篇，SCI收录1篇。

王茂筠，四川大学华西医院呼吸与危重症医学科副主任医师，四川大学华西医院肺栓塞和深静脉血栓形成防治中心医疗副总监，四川省医学会呼吸专委会肺栓塞与肺血管病学组副组长。毕业于原华西医科大学临床医学专业，毕业后留校工作，2012年获四川大学呼吸病学专业博士学位。发表学术论文20余篇，其中SCI和Medline收录论文10余篇，担任副主编专著1部，参编专著及医学类教材8部。主持及参与多项国家级和省级课题、临床研究以及国际和国内GCP项目。

‖序‖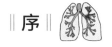

　　血栓栓塞性疾病的发病率高居各种疾病之首,其防治问题一直是近年来的研究热点。肺血栓栓塞症(PTE)与深静脉血栓形成(DVT)合称为静脉血栓栓塞症(VTE),目前已经成为全球性的重大健康问题,引起了国际学术界和社会的广泛关注。临床上,诸多科室的患者均存在VTE风险,其发病隐匿、临床症状不典型,容易漏诊和误诊,一旦发生,致死和致残率高;而VTE又是一种可预防的疾病,积极有效的预防可以降低其发生率,规范诊断和治疗可以显著降低其病死率。在我国,近年来对VTE的认识和诊治意识有大幅度的提高,但预防意识及规范化诊治程度还远远不够,尤其在广大基层医院。2018年10月13日世界血栓日这一天,国家卫生健康委医政医管局正式批准,中日友好医院牵头实施的"全国肺栓塞和深静脉血栓形成防治能力建设项目"在全国范围内正式启动,旨在通过医联体建设落实国家分级诊疗政策,采取积极有效的风险评估手段,制定有效的预防方法和策略,规范VTE的预防、诊断与治疗,通过构建各级院内VTE防治管理体系,推动我国整体院内VTE防治水平的提升,降低VTE导致的疾病负担,并进一步改善患者预后,提高医疗质量。目前这一项目正在全国如火如荼地开展,因为认识到了VTE疾病防治的重要性,广大基层医院的参与热情也空前高涨,但是往往苦于缺乏结合基层实际的VTE防治指导资料。在这样的背景下,作者编写了《静脉血栓栓塞症诊治与预防390问》一书。

　　本书围绕一个个VTE防治过程中的临床问题,查阅了大量国内外指南、专家共识、专科专著和文献资料,结合长期从事VTE诊治工作的专家经验,以科学严谨又简洁凝练的方式将问题的答案呈现给读者,旨在给VTE防治与临床实践提供实用的指导,非常适合广大基层医院的医生阅读,也适合各级医院低年资专科医生和非专科医生学习。另一方面,本书也是对VTE疾病知识的科学普及,通俗易懂、图文并茂的撰写方式也非常适合广大VTE患者朋友乃至普通百姓阅读。

　　总之,希望通过本书的出版能提高广大医务工作者、患者和普通百姓对VTE疾病的认知水平，提高医务人员对VTE疾病的预防及诊治水平，助力"全国肺栓塞和深静脉血栓形成防治能力建设项目"在基层医院的实施，减少VTE发病率及病死率，最终使广大患者和百姓受益。

四川大学华西医院　冯玉麟　教授

2020年7月

‖ 前 言 ‖

随着经济的发展，人们的生活方式及环境的改变，静脉血栓患者在临床中越来越多见，静脉血栓栓塞症（VTE）是包括肺血栓栓塞症（PTE）和深静脉血栓形成（DVT）在内的一组血栓栓塞性疾病，常并发于其他疾病，具有高发生率、高致残率和高致死率等特点。VTE的发生与发展，涉及临床诸多学科，其发病隐匿、临床症状不典型，容易误诊和漏诊。院内非预期致死性肺栓塞的发生，已构成影响医疗质量与患者安全的重大隐患，是目前国内引发医疗纠纷的主要根源，也是临床医务工作者和医疗管理者共同面对的严峻问题。

在国内临床实践中，VTE的诊治与预防现状并不乐观，特别在基层医院，仍存在着很大的提升空间。乐山市人民医院在数年前已开启院内VTE防治工作，总结相关经验，开创性的探索基层医院VTE防治体系，成立区域VTE防治联盟，搭建VTE防治管理平台，形成以我院为中心的VTE防治网络，大大提高了区域VTE防治水平。并率先引进VTE临床决策支持系统（VTE防治管理系统），打造"预防—干预—质控"三级服务网络，推进VTE防治信息化建设。

虽然前期的工作取得一定成效，区域内VTE防治水平得到一定提高，但仍存在不少问题，如临床医师VTE理论水平有待提高，VTE防治措施需进一步规范，各医疗机构防治水平参差不齐等，亟需VTE防治相关书籍予以指导和帮助。

我们查阅了大量书刊，发现目前国内针对基层医院VTE防治指导书籍较少。为此，在四川大学华西医院呼吸系统疾病专家的大力支持和指导下，由我院呼吸与危重症医学科牵头，联合区域内多家医院同道编写了《静脉血栓栓塞症诊治与预防390问》，希望在一定程度上弥补这方面的欠缺。

参与本书编写的专家均长期从事静脉血栓防治相关工作，有着丰富的临床经验和扎实的专科理论知识。编者结合本专业国内外最新指南、专家共识和专科专著的进展，同时融入了临床工作经验的结晶，用通俗易懂的方式把内容带给读者，并且在本书的准备和编写过程中编委会反复集中讨论和修订，最终完成了本书的编写。我们希望本书能予以临床医师一定的指导和帮助，同时也希望本书的出版能引起更多的基层医生对静脉血栓防治的高度重视，减少静脉血栓相关的不良事件。

希望本书能为静脉血栓的防治、广大百姓的健康保护做出贡献。

谢谢！

四川大学华西医院　易群　教授

2020年7月

目录
C O N T E N T S

第三篇　静脉血栓栓塞症的预防

第四篇　非血栓性肺栓塞临床相关问题

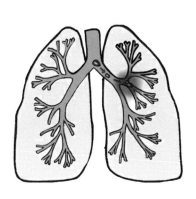

第一篇
静脉血栓栓塞症

‖ 第一章 ‖　　基本概念

1.什么是栓子栓塞?

栓塞是指不溶于血液的异常物质进入血液循环中，形成栓子从而阻塞血管管腔的现象。常见的栓子有血栓、脂肪、空气、羊水、挫碎组织及肿瘤细胞等。

2.什么是血栓?

血栓是由于血液内的正常成分，在机体凝血机制异常的情况下，出现了反常的聚集，主要由不溶性纤维蛋白、沉积的血小板、积聚的白细胞等成分组成。血栓分为红色血栓、白色血栓、混合血栓、透明血栓。典型的血栓头部为白血栓，体部为混合血栓，尾部为红血栓。

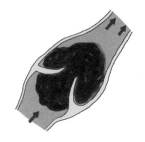

图1　静脉血栓示意图

3.血栓是怎样形成的?

血栓形成是血小板黏附在血管内皮损伤后裸露的胶原表面，黏附的血小板释出二磷酸腺苷（ADP）和血栓素（TX）A_2促使更多的血小板黏附、聚集形成血小板血栓（血栓头部）；内皮损伤激活内、外源性凝血系统，

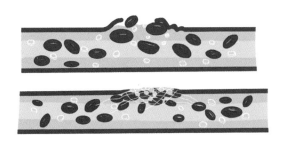

图2　血栓形成示意图

在血小板小梁之间形成纤维蛋白析出，纤维蛋白网之间网络大量红细胞，形成血栓体部，最后局部血流停止、血液凝固，形成血栓尾部。

4.血栓形成的条件是什么？

血栓形成有三要素，即Virchow三要素，分别是血管内皮损伤、静脉血流瘀滞、血液高凝状态，具体如下：

（1）血管内皮损伤可造成内皮脱落及内膜下层胶原裸露，或静脉内皮及其功能损害，引起多种具有生物活性物质释放，启动内源性凝血系统，使静脉壁电荷改变，导致血小板聚集、黏附，形成血栓。

（2）血流瘀滞及血流缓慢，在瓣窦内形成涡流，使瓣膜局部缺氧，引起白细胞黏附分子表达，白细胞黏附及迁移，促成血栓形成。

（3）血液高凝状态使血小板数增高，凝血因子含量增加而抗凝血因子活性降低，导致血管内血小板异常凝结形成血栓。

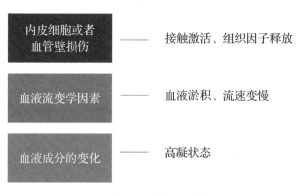

图3　血栓形成条件示意图

5.什么是静脉血栓栓塞症？

静脉血栓栓塞症（VTE）是指血液在静脉内不正常地凝结，使血管完全或不完全阻塞，属静脉回流障碍性疾病。VTE包括深静脉血栓形成（DVT）和肺血栓栓塞症（PTE）。VTE是继缺血性心脏病和卒中之后位列第三的最常见的心血管疾病，但VTE发病隐匿且表现无特异性，易漏诊和误诊，是被忽略的医疗纠纷隐患。

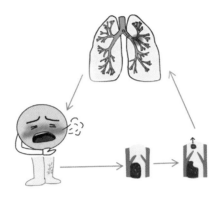

图4　静脉血栓栓塞症示意图

6.什么是深静脉血栓形成及其分型？

深静脉血栓形成（DVT）是血液在深静脉内不正常凝结引起的静脉回流障碍性疾病，常发生于下肢。按解剖部位分型，可分为如下三型：①中央型，即髂–股静脉血栓形成。②周围型，包括腘静脉或小腿深静脉血栓形成。③混合型，即全下肢深静脉血栓形成。

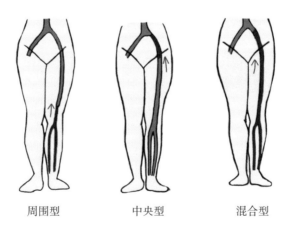

周围型　　　　中央型　　　　混合型

图5　深静脉血栓分型示意图

7. 什么是肺栓塞？

肺栓塞（PE）是以各种栓子阻塞肺动脉或其分支为其发病原因的一组疾病或临床综合征的总称，包括肺血栓栓塞症（PTE）、脂肪栓塞综合征、羊水栓塞、空气栓塞、肿瘤栓塞等，其中PTE为肺栓塞的最常见类型，通常所称肺栓塞（PE）即指肺血栓栓塞症（PTE）。

8. 什么是肺血栓栓塞症？

肺血栓栓塞症（PTE）是指来源于静脉系统或右心血栓堵塞肺动脉或其分支引起肺循环障碍的临床和病理生理综合征。

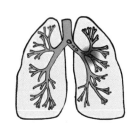

图6　肺血栓栓塞症示意图

9. 肺血栓栓塞症的栓子主要来源于哪里？

肺血栓栓塞症（PTE）的栓子可以来源于下腔静脉路径、上腔静脉路径或右心腔，其中大部分来源于下肢深静脉。多数情况下PTE继发于DVT，约70%的PTE患者可在下肢发现DVT。随着颈内静脉、锁骨下静脉置管和静脉内化疗的增多，来源于上腔静脉路径的血栓亦较前有增多趋势；右心腔来源的血栓所占比例较小。

10. 深静脉血栓形成、肺血栓栓塞症与静脉血栓栓塞症三者的关系？

引起肺血栓栓塞症（PTE）的血栓主要来源于深静脉、右心腔，其中大部分来源于下肢的深静脉血栓形成（DVT），特别是腘静脉上端到髂静脉段的下肢近端深静脉（占50%～90%），大部分PTE患者在被诊断PTE时，能发现合并DVT。同样，DVT中的部分血栓会脱落，顺着血液流动，

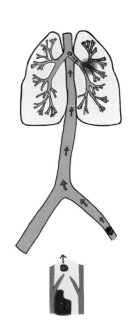

图7　肺血栓栓塞症栓子来源示意图

阻塞肺部血管，随后导致PTE。国外研究报道，下肢DVT如果不治疗，在腘静脉和腘静脉以上的近端DVT患者中，有50%发生PTE。

PTE和DVT具有相同易患因素，是同一疾病在不同部位、不同阶段的两种临床表现形式，因此将两者合称为静脉血栓栓塞症（VTE）。

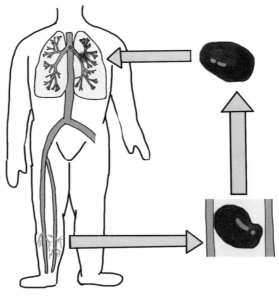

图8　DVT、PTE与VTE三者关系示意图

11. 什么是矛盾性栓塞？

Zahn于1885年首先描述并提出了矛盾性栓塞的概念，即指体循环静脉系统血栓通过由右向左的分流导致体循环动脉系统的栓塞，先天性心脏病、卵圆孔未闭（PFO）、Chiari's网及各种动静脉吻合、动静脉瘘是矛盾性栓塞的病理学基础。

矛盾性栓塞的栓子在体循环动脉系统多发生于脑部，引起脑栓塞，其次为肢体动脉栓塞及肾动脉栓塞，故临床上对不明原因脑卒中尤其是青年人脑卒中应警惕矛盾性栓塞的可能。

12. 矛盾性栓塞的发病机制是什么？

矛盾性栓塞的发病机制是急性肺栓塞发生后，由于肺动脉的栓塞引起肺动脉压急剧升高，导致右室压和右房压迅速升高，当右房压高于左房压时部分患者的卵圆孔便开放并出现了心房的右向左分流，此时脱落的栓子有可能通过开放的卵圆孔进入左心系统而造成体循环栓塞。

有的患者静息状态下并无卵圆孔开放和血流右向左分流，当患者出现咳嗽、大便及Valsalva动作时，右心房压力可骤然升高，通过开放的卵圆孔产生短暂的一过性右向左分流形成矛盾性栓塞。

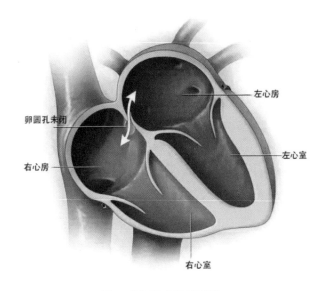

左心房

卵圆孔未闭

左心室

右心房

右心室

图9　卵圆孔未闭示意图

（李凡敏、谭熙）

‖ 第二章 ‖　静脉血栓栓塞症的病因和发病机制

13. 正常人体在生理状态下怎么保持血流通畅？

在生理状态下，血液在血管中循环流动，既不会发生出血，也不会形成血栓，有赖于血管内凝血系统、抗凝系统和纤溶系统的动态平衡。其中，抗凝系统包括抗凝血酶、蛋白C系统、组织因子途径抑制剂（TFPI）等；纤溶系统主要是清除沉积于血管壁的纤维蛋白、溶解血凝块、防止血栓形成，维持血流通畅。

14. 正常人体血管受损时怎样保持血流通畅？

当各种原因导致人体血管受损时，机体启动止血过程，包括一系列复杂的调控环节，涉及血液、血管成分、组织和血浆蛋白等，包括凝血因子和抗凝因子等。同时，在血栓形成和血管修复的过程中，机体内纤溶系统也启动，及时溶解血栓，保持血管的通畅。

15. 静脉血栓栓塞症的危险因素有哪些？

静脉血栓栓塞症（VTE）是一种受遗传、环境和基础疾病等多种因素影响的多基因、多因素疾病。任何可以导致血流瘀滞、血管内皮损伤和血液高凝状态的因素均为VTE的危险因素，包括遗传性和获得性两类，如表1所示。

表1　静脉血栓栓塞症常见危险因素

遗传性危险因素	获得性危险因素		
	血液高凝状态	血管内皮损伤	血流瘀滞
抗凝血酶缺乏	高龄	手术（多见于全髋关节或膝关节置换）	瘫痪
蛋白S缺乏	恶性肿瘤	创伤/骨折（多见于髋部骨折和脊髓损伤）	长途航空或乘车旅行
蛋白C缺乏	抗磷脂抗体综合征	中心静脉置管或起搏器	
V因子Leiden突变(活性蛋白C抵抗)	口服避孕药	吸烟	急性内科疾病住院
凝血酶原 20210A基因变异(罕见)	妊娠/产褥期	高同型半胱氨酸血症	居家养老护理
XII 因子缺乏	静脉血栓个人史/家族史	肿瘤静脉内化疗	
纤溶酶原缺乏	肥胖		
纤溶酶原不良血症	炎症性肠病		
血栓调节蛋白异常	肝素诱导血小板减少症		
纤溶酶原激活物抑制因子过量	肾病综合征		
非"O"血型	真性红细胞增多症		
	巨球蛋白血症		
	植入人工假体		

16. 什么是静脉血栓栓塞症的遗传性危险因素？

静脉血栓栓塞症（VTE）的遗传性因素是指参与凝血、抗凝、纤溶过程的一些蛋白的基因出现变异，并可遗传给子代，出现临床症状。

常见的基因缺陷包括蛋白C缺乏症、蛋白S缺乏症、凝血酶原基因突变、抗纤维蛋白酶缺乏症、V因子Leiden突变所致活化蛋白C抵抗等。在欧美以V因子Leiden突变所致活化蛋白C抵抗常见，我国以蛋白S缺乏症常见。

17. 什么是静脉血栓栓塞症的获得性危险因素？

静脉血栓栓塞症（VTE）的获得性危险因素是指后天获得的易发生VTE的多种病理生理异常，多为暂时性或可逆性的。如手术、创伤，急性内科疾病（如心力衰竭、呼吸衰竭、感染等），某些慢性疾病（如抗磷脂综合征、肾病综合征、炎性肠病、骨髓增殖性疾病等）。获得性危险因素可单独致病，也可同时存在，并且起到协同作用。

18. 怎样明确肺血栓栓塞症的危险因素？

对于肺血栓栓塞症（PTE）患者，除予以及时有效的治疗外，还应积极寻找相关危险因素，尤其是某些可逆的危险因素（如手术、创伤、骨折、急性内科疾病、制动因素等）；对于不存在可逆危险因素的PTE患者，注意探寻潜在疾病，如恶性肿瘤、抗磷脂综合征、炎性肠病、肾病综合征等；年龄相对较轻（<50岁）或家族性VTE且没有确切获得性危险因素的PTE患者，建议进行易栓症筛查。

19. 肺血栓栓塞症对循环功能有哪些影响？

肺血栓栓塞症（PTE）可导致右心功能不全，甚至出现循环衰竭。当发生PTE时，栓子阻塞肺动脉及其分支，当阻塞程度达到30%~50%后，因机械阻塞作用，加之神经体液因素（血栓素A_2和5-羟色胺的释放）和低氧所引起的肺动脉收缩，导致肺血管阻力（PVR）增加，PVR的突然增加导致了右心室后负荷增加，右心扩大致室间隔左移，左心室在舒张早期发生充盈受阻，导致心输出量的降低，进而可引起体循环低血压和血流动力学不稳定。

20. 肺血栓栓塞症对呼吸功能有哪些影响？

肺血栓栓塞症（PTE）可导致呼吸功能不全，主要为血流动力学障碍的结果。一方面，心输出量降低导致混合静脉血氧饱和度下降，部分患者因心房压力增加，出现卵圆孔再开放，产生右向左分流，导致严重低氧血症。另一方面，血栓导致血管阻塞，栓塞部位血流减少，肺泡死腔量增大；肺内血流重新分布，而未阻塞血管灌注增加，通气血流比例失调而致低氧血症。远端小栓子可能造成局部出血性肺不张，引起肺泡出血，并可伴发胸膜炎和胸腔积液，从而对气体交换产生影响。

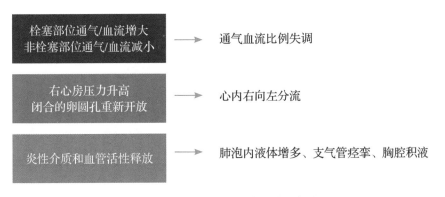

图10　肺血栓栓塞症对呼吸功能影响示意图

21. 什么是肺梗死？其典型表现有哪些？

肺梗死（PI）是指肺栓塞后，如果其支配区域的肺组织因血流受阻或中断而发生坏死。典型临床表现为胸痛、咯血、呼吸困难，即肺梗死三联征。影像学常表现为尖端指向肺门，基底在胸膜侧的楔形高密度阴影，中心可出现坏死组织。如肺栓塞患者有胸痛、咯血等症，应警惕肺梗死的可能。

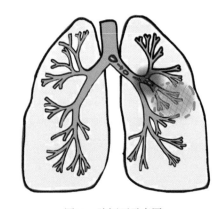

图11　肺梗死示意图

22. 是不是所有肺血栓栓塞症患者都会出现肺梗死？

不是的！由于肺组织同时接受肺动脉、支气管动脉和肺泡内气体三重

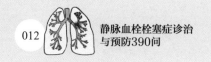
氧供,故肺动脉阻塞时较少出现肺梗死。如存在基础心肺疾病或病情严重影响到肺组织的多重氧供,则可能导致肺梗死。

（王茂筠、魏茂刚）

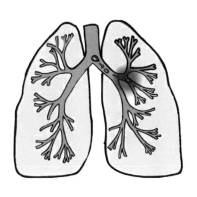

第二篇
静脉血栓栓塞症的诊治

‖第一章‖ 肺血栓栓塞症的诊断思路和方法

第一节 临床表现

23. 肺血栓栓塞症有哪些临床表现？

肺血栓栓塞症（PTE）的临床症状多种多样，不同病例常有不同的症状组合，均缺乏特异性。主要表现为咳嗽、胸痛、胸闷、呼吸困难、咯血、晕厥、发热等，其中以呼吸困难最常见（80%～90%），多呈突然发生或突然加重。各病例所表现症状的严重性亦有很大差别，可以从无症状到血流动力学不稳定，甚至猝死。还有部分患者以咯血、晕厥为首发症状，在临床中需引起重视。PTE症状的轻重与栓子阻塞肺动脉程度、发病速度及发病前的心肺功能状态等相关。

PTE的常见体征有呼吸急促、心动过速、发绀、发热、颈静脉充盈或搏动、血压变化、胸腔积液体征及肺动脉瓣区第二音亢进（$P_2 > A_2$）或分裂、下肢浮肿等，其中以呼吸急促最常见（52%）。

表2 肺血栓栓塞症的临床表现

症状	体征
呼吸困难及气促（80%～90%）	呼吸急促（52%）
	哮鸣音（5%～9%）；细湿啰音（18%～51%）；血管杂音
胸膜炎性胸痛（40%～70%）	发绀（11%～35%）
晕厥（11%～20%）	发热（24%～43%），多为低热
烦躁不安、惊恐甚至濒死感（15%～55%）	少数患者可有中度以上的发热（11%）
咳嗽（20%～56%）	颈静脉充盈或搏动（12%～20%）

续表

症状	体征
咯血（11%～30%）	心动过速（28%～40%）
心悸（10%～32%）	血压变化，血压下降甚至休克
	胸腔积液体征（24%～30%）
低血压和（或）休克（1%～5%）	肺动脉瓣区第二心音亢进（$P_2 > A_2$）或分裂（23%～42%）
猝死（<1%）	三尖瓣区收缩期杂音

24. 为什么肺血栓栓塞症被称为"沉默的杀手"？

肺血栓栓塞症与心肌梗死、卒中并列三大致死性心血管疾病，病死率和致残率高，其30天全因死亡率高达9%～11%。在美国，每年有6万～10万患者死于肺栓塞，据统计总住院死亡率中，高达15%的比例归因于肺血栓栓塞症。但肺血栓栓塞症起病一般急骤隐匿，发现较晚，且临床症状和体征缺乏特异性，易被误诊、漏诊，故称其为"沉默的杀手"。

25. 胸痛、咯血、呼吸困难同时出现才能诊断肺血栓栓塞症吗？

不是！胸痛、咯血和呼吸困难，称为"肺梗死三联征"，若同时出现，则非常支持急性肺血栓栓塞症诊断，但临床中不足1/3的肺血栓栓塞症患者满足。这意味着如果只靠三联征诊断的话，2/3的患者可能都要漏诊。80%以上的肺血栓栓塞症患者没有任何症状而易被临床忽略。常见的有胸闷、呼吸困难、胸痛、咳嗽、咯血、心悸甚至晕厥等，缺乏特异性，且大部分患者只出现上述症状中的1～2个。因此，我们要特别重视不明原因的突发性呼吸困难或胸闷、憋气，重视与呼吸动作有关的胸膜炎样胸痛，反复或一过性晕厥也同样重要。

26. 肺血栓栓塞症患者出现咯血的原因及特点？

急性肺血栓栓塞症患者出现咯血多为栓子进入肺动脉造成肺栓塞后，栓塞部位血流滞留，造成肺组织水肿及血液外渗，进入肺泡后经由支气管、气管咳出；还有一种可能是肺梗死引起的出血。咯血量多以痰中带血和少量咯血为主，大咯血少见。慢性肺血栓栓塞症患者出现咯血是由于肺循环阻力增大，体循环压力明显升高导致中、重度咯血。

27. 肺血栓栓塞症患者出现胸痛的原因及特点？

肺血栓栓塞症患者胸痛表现通常是由于远端的栓子引发的肺梗死继发胸膜炎造成，呈现胸膜炎性胸痛，因此，疼痛多与呼吸有关，吸气时加重，而且疼痛可随炎症反应的消退或胸腔积液的增加而逐渐减轻。有少数患者表现为胸骨下胸痛（4%～12%），可能是因为体循环低血压、冠状动脉痉挛、右心室室壁张力增高等因素导致，冠脉血流量减少、低氧血症和心肌耗氧量增加，进而引起心绞痛样胸痛。

28. 肺血栓栓塞症患者出现晕厥的原因及特点？

晕厥症状主要发生在急性大面积肺血栓栓塞症的患者中，这类患者常常出现严重的血流动力学紊乱，伴急性右心衰竭、心排出量减少，导致脑供血不足，从而引起晕厥，故肺血栓栓塞症患者晕厥的发生常提示预后不良。肺血栓栓塞症所致的晕厥主要表现为突然发作的一过性意识丧失，并在短期内恢复知觉，多合并呼吸困难、胸闷、气促等症。

29. 肺血栓栓塞症患者出现胸腔积液的原因？

肺血栓栓塞症形成胸腔积液最主要的原因是靠近胸膜的肺组织栓塞后炎症反应波及胸膜所致，但严重的右心功能不全、体循环瘀血而导致血管内静脉压的升高亦可形成胸腔积液，并可独立于栓塞部位之外，一般以右侧胸腔积液最常见。故临床上查找胸腔积液原因时，除考虑充血性心力衰竭、肺炎、结核、肿瘤等常见原因之外，还需考虑肺血栓栓塞症的可能。

30.如何鉴别肺血栓栓塞症和冠心病?

大多数肺血栓栓塞症(PTE)病例表现为非特异性的心电图异常。但部分病例的心电图可以出现Ⅱ、Ⅲ、aVF导联ST段及T波改变,甚至广泛性T波倒置或胸前导联呈"冠状T",同时存在胸痛、气短,疼痛可以向肩背部放射,心肌酶正常或轻度升高,容易被误诊为冠心病、心绞痛。

对于两者的鉴别诊断需重视病史的采集。心肌梗死多在原有的高血压或冠心病的基础上发生,患者的年龄较大,心电图呈特征性动态演变过程,呼吸困难不一定明显;而PTE的患者往往存在一种或多种VTE的危险因素,如下肢DVT、手术后卧床、肿瘤等。故在诊断冠心病心绞痛时如发现同时存在呼吸困难、下肢静脉炎或其他VTE危险因素时,应进一步行心脏超声等检查,警惕PTE的发生。

表3　肺血栓栓塞症与冠心病、心肌梗死的鉴别要点

	胸部疼痛	心电图	血生化检查	确定诊断
肺血栓栓塞症	胸痛伴呼吸困难	电轴右偏,右侧胸前导联T波倒置,RBBB	PaO_2下降 $PaCO_2$下降	心脏超声显示右心负荷增加;核素肺灌注缺损;CT肺动脉造影显示肺动脉系统充盈缺损
冠心病	阵发性疼痛数分钟	发作时ST段改变	无明显异常	冠状动脉造影显示血管狭窄,心脏超声显示收缩功能障碍
心肌梗死	剧痛,持续时间长	ST段上升,异常Q波,冠状T波	CK-MB、肌钙蛋白升高	心肌核素显示血流缺损;冠状动脉造影显示血管狭窄、闭塞

31.如何鉴别肺血栓栓塞症和主动脉夹层?

主动脉夹层(AD)是指主动脉腔内的血液通过内膜的破口进入主动脉壁囊样变性的中层而形成夹层血肿,并沿着主动脉壁向周围延伸剥离的严重心血管急危重症。高危肺血栓栓塞症(PTE)和AD均发病急骤,进展

迅速，临床误诊率和漏诊率均较高，危害很大，后果严重。

PTE和AD均可出现为胸痛和/或气促。PTE的患者存在一种或多种VTE的危险因素，如下肢DVT、手术后卧床、肿瘤等，血气分析氧分压明显下降，而AD患者既往伴有高血压、吸烟等引起动脉硬化的危险因素，血气分析一般正常，X线胸片有特征性的纵隔增宽现象（约60%），心电图出现缺血性改变（约15%）。两者可通过CT血管造影（CTA）鉴别。

（易群、王岚、周海霞、毕小菁）

第二节　辅助检查

32. 什么是D-二聚体？

D-二聚体是交联纤维蛋白在纤溶系统作用下产生的可溶性降解产物，为特异性继发性纤溶标志物。

生理状态下，为了保证血管的通畅，组织损伤后所形成的止血栓在完成止血使命后将被逐步溶解，即凝血与抗凝两个系统始终处于一种动态平衡中，而在病理情况下，凝血与纤溶状态的平衡被打破，机体的血管内凝血的倾向增强，纤维蛋白大量聚集，同时激活纤溶系统，从而纤维蛋白降解产物增多，导致血浆D-二聚体的水平增高。因此，D-二聚体可作为体内高凝状态、血栓形成、继发纤溶的标志物之一。

33. D-二聚体对肺血栓栓塞症的诊断意义？

D-二聚体对急性肺血栓栓塞症的诊断敏感度在92%～100%，对于低度或中度临床可能性患者具有较高的阴性预测价值，若D-二聚体含量<500μg/L,可基本排除急性PTE。但D-二聚体对于诊断PTE的阳性预测价值较低，不能用于诊断，如恶性肿瘤、炎症、出血、创伤、手术和坏死等情况均可引起血浆D-二聚体水平升高。故测定血浆D-二聚体的主要价值

在于排除急性PTE，尤其是低度、中度可疑患者。

34. D-二聚体的检测方法有哪些？

D-二聚体分子量的异质性很大，基于不同原理的试验方法对D-二聚体检测的敏感性差异显著。因此，临床医师应了解本医疗机构所使用D-二聚体检测方法的诊断效能。采用乳胶凝集试验敏感性低，不能用来除外PTE，而采用酶联免疫吸附分析、酶联免疫荧光分析、高敏感度定量微粒凝集法和化学发光法等检测D-二聚体，敏感性高，其阴性结果在低度、中度临床可能性患者中，能有效排除急性PTE或DVT。

35. D-二聚体升高即可以诊断肺血栓栓塞症吗？

不可以！除了深静脉血栓形成、肺血栓栓塞症，许多其他生理或病理情况均可能引起D-二聚体升高，如，弥漫性血管内凝血；心血管疾病（急性心肌梗死、不稳定性心绞痛、动脉粥样硬化、冠状动脉硬化、高血压等）；恶性肿瘤（乳腺癌、卵巢癌、急性白血病等）；手术、创伤后；溶栓治疗后；脑血管疾病；严重感染、脓毒症、坏疽等；绝经后激素替代治疗；先兆子痫、妊娠；其他（甲状腺功能减退症、慢性肝病等）。可见，D-二聚体对于诊断PTE的阳性预测价值较低，D-二聚体升高并不能用于直接诊断PTE，需结合临床来综合判断。

36. D-二聚体水平与静脉血栓栓塞症复发有无关系？

前瞻性随访静脉血栓栓塞症（VTE）患者研究表明，规范抗凝治疗1个月后血浆D-二聚体水平持续升高是VTE患者复发的预测指标；对于规范抗凝治疗1个月后血浆D-二聚体仍升高的患者如果终止抗凝治疗，3个月后复发率约15%，如果继续抗凝治疗3个月，则复发率仅为2.9%；对于规范抗凝治疗1个月后D-二聚体恢复正常的患者如果终止抗凝治疗，3个月后复发率为6.2%。可见，血浆D-二聚体水平可以指导VTE患者抗凝疗程，持续异常的血浆D-二聚体水平是VTE复发的独立预测指标。

37. D-二聚体水平与年龄有无关系？

D-二聚体的诊断特异性随着年龄的升高而逐渐下降，以往研究发现，小于40岁的可疑肺血栓栓塞症（PTE）人群，利用传统的血浆D-二聚体临界值，可排除60%的患者，而在80岁以上的患者中，仅可排除5%，其诊断PTE的特异性不到15%。因此，2014年欧洲心脏病学会（ESC）提出了按年龄校正的血浆D-二聚体临界值，即50岁以上，临界值=年龄（岁）×10μg/L。例如，年龄60岁，临界值就是60×10μg/L=600μg/L=0.6mg/L。

38. 急性肺血栓栓塞症患者动脉血气分析的常见表现有哪些？

发生急性肺血栓栓塞症时，由于栓子的机械性堵塞，被栓塞区域出现有通气、无血流灌注，造成通气血流比例失调；同时栓子在血管内移动，引起血小板脱颗粒，释放5-羟色胺、组胺、缓激肽等物质可引起气道收缩，气道阻力明显增高；肺泡上皮通透性增加，引起局部或弥漫性肺水肿，通气和弥散功能进一步下降。由于上述原因，可导致患者发生不同程度的低氧血症和肺泡-动脉血氧分压差升高。此外由于过度通气，导致发生低碳酸血症和呼吸性碱中毒。故动脉血气分析常表现为动脉氧分压（PaO_2）、动脉二氧化碳分压下降（$PaCO_2$），肺泡-动脉血氧分压差$P_{A-a}O_2$增大。

39. 动脉血气分析正常即可排除急性肺血栓栓塞症吗？

不能！影响动脉血气分析因素诸多，在诊断急性肺血栓栓塞症方面有其局限性。许多临床研究显示，部分急性肺血栓栓塞症患者的血气分析结果可以正常，40%患者动脉血氧饱和度正常，20%肺泡-动脉氧分压差正常。故动脉血气分析正常者不能除外急性肺血栓栓塞症的可能性。

40. 心肌标志物在急性肺血栓栓塞症诊断中的临床应用价值如何？

心肌标志物包括肌钙蛋白I（cTNI）及肌钙蛋白T（cTNT），是评价心肌损伤的指标。急性肺血栓栓塞症并发有右心功能不全（RVD），可引起肌钙蛋白升高，水平越高，提示心肌损伤程度越严重。目前认为肌钙蛋白升高提示急性肺血栓栓塞症患者预后不良，在肺血栓栓塞症危险分层中亦作为重要的参考指标。

41. B型脑钠肽在急性肺血栓栓塞症诊断中的临床应用价值如何？

B型脑钠肽（BNP）是心室肌细胞在心室扩张或压力负荷增加时合成和分泌的心源性激素，急性肺血栓栓塞症患者右心室后负荷增加，室壁张力增高，血BNP水平升高，升高水平可反映右心功能不全（RVD）及血流动力学紊乱严重程度，无明确心脏基础疾病者如果BNP增高，需考虑肺血栓栓塞症可能。

BNP虽然不能单独用于急性肺血栓栓塞症诊断的确定和排除，但是对于诊断明确，BNP浓度对于评估患者病情严重程度及危险分层有帮助，而且对于临床疗效及预后的评估有一定价值。

42. 心电图在急性肺血栓栓塞症诊断中的临床应用价值如何？

急性肺血栓栓塞症的心电图多样、多变，对急性肺血栓栓塞症的诊断既不特异也不敏感，但心电图改变常能反映肺血栓栓塞症病变的严重程度。一般来说，小的肺动脉分支栓塞，心电图多无改变，故心电图正常不能排除肺血栓栓塞症；而较大的肺血栓栓塞症，尤其出现急性右心衰竭、休克者，心电图多会出现有诊断价值的改变，如典型的$S_1Q_{III}T_{III}$征（即 I 导联S波，III导联Q波及III导联T波倒置）。

心电图表现也有助于预测急性肺血栓栓塞症的不良预后，与不良预后相关的表现包括：窦性心动过速、新发的心房颤动、新发的完全或不完全右束支传导阻滞、$S_1Q_{III}T_{III}$征、$V_1 \sim V_4$的T波改变和ST段异常等。

43. 急性肺血栓栓塞症的心电图常见表现有哪些？

大多数急性肺血栓栓塞症病例表现为非特异性的心电图异常。较为多见的表现包括$V_1 \sim V_4$的T波改变和ST段异常；部分病例可出现$S_1Q_{III}T_{III}$征；其他心电图改变包括完全或不完全右束支传导阻滞；肺型P波；电轴右偏；顺钟向转位等。心电图改变多在发病后即刻开始出现，以后随病程的发展演变而呈动态变化，故需注意心电图的动态变化。

44.急性肺血栓栓塞症心电图与急性心肌梗死的鉴别要点有哪些?

部分急性肺血栓栓塞症患者的首发症状为突发胸闷胸痛，特别是较大栓子堵塞肺动脉时可表现为剧烈难忍的胸痛，酷似心绞痛或急性心肌梗死，某些心电图改变类似下壁、前间壁心肌梗死图形，但急性肺血栓栓塞症心电图有其自身的特点：

（1）Ⅰ导联S波可呈逐渐加深的动态改变，可伴有右束支阻滞。

（2）Ⅲ导联、少数aVF导联可以出现Q波，但多达不到病理性Q波的诊断标准。

（3）极少有ST段的偏移。

（4）aVR导联可出现终末R波。

（5）胸前导联可出现T波倒置，多为对称性且自右向左逐渐变浅，持续时间较长，可达3~6周，不符合急性心肌梗死的动态演变规律。

可见，心电图对于急性肺栓塞的诊断是一把"双刃剑"，需结合病史仔细分析并动态观察，以免误诊为心肌梗死而延误病情。

45.胸片在急性肺血栓栓塞症中的表现及临床应用价值如何?

胸部X线平片的快捷、简便、价廉使其成为呼吸系统疾病影像学诊断中必不可少的手段。急性肺血栓栓塞症（PTE）时胸部X线片多有异常表现，可为其诊断提供初步线索，如典型的病例，两侧对比可发现区域性肺血管纹理变细、稀疏或消失，肺野透亮度增加和肺血分布不均；发生肺梗死时，可显示底边朝向胸膜，尖端指向肺门的楔形阴影，有少至中量的胸腔积液；当并发肺动脉高压或右心扩大或衰竭时，可观察到上腔静脉增宽，右下肺动脉干增宽或伴截断征，肺动脉段膨隆以及右心室扩大征。

可见，以上表现均缺乏特异性，仅凭胸部X线片不能确诊或排除PTE，但在提供疑似PTE线索和除外其他疾病方面，X线胸片具有重要作用。

46.超声心动图在急性肺血栓栓塞症中有哪些征象？

超声心动图在提示急性肺血栓栓塞症（PTE）诊断和排除其他心血管疾病方面有重要价值。超声心动图可以从直接征象与间接征象两个方面提示PTE诊断。

（1）直接征象是指经胸或经食管超声心动图在右心或肺动脉系统内直接观察到血栓回声，且一旦获得直接征象并结合临床症状即可明确诊断急性PTE。

（2）超声心动图协助诊断PTE主要靠急性PTE引起的间接征象，间接征象是指PTE后导致肺动脉高压与右心负荷过重的表现，主要包

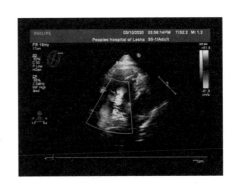

图12 肺栓塞患者超声心动图表现

括：右心室扩大，右室舒张末内径/左室舒张末的比值增大，右室游离壁运动功能减退，三尖瓣反流速度增加，三尖瓣环收缩期位移（TAPSE）下降等。

47.超声心动图在疑诊高危肺血栓栓塞症诊断中的临床应用价值如何？

可疑高危肺血栓栓塞症（PTE）患者随时有生命危险，其鉴别诊断包括急性瓣膜功能不全、心脏压塞、急性冠脉综合征（ACS）和主动脉夹层。在这种情况下，床旁超声心动图成为最有用的初始检查方法。当急性PTE患者出现血流动力学失代偿时，床旁超声心动图将发现急性肺动脉高压和右心室功能不全的证据。

依据2018版中国《肺血栓栓塞症诊治与预防指南》中推荐的高危PTE诊断策略，对血流动力学不稳定的PTE疑诊患者，如无条件或不适合行CT肺动脉造影（CTPA）检查，建议行床旁超声心动图，如发现右心室负荷增加和（或）发现肺动脉或右心腔内血栓证据，在排除其他疾病可能性

后，可以明确急性高危PTE并行再灌注治疗。如果超声心动图检查无右心室负荷过重或功能障碍征象，则不考虑PTE导致的血流动力学不稳定。

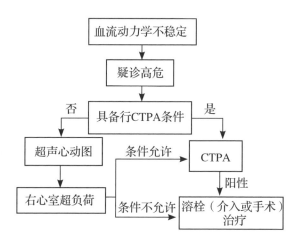

图13　疑诊高危肺血栓栓塞症诊断流程示意图

48. 超声心动图如何评价急性肺血栓栓塞症患者的右心室功能？

急性肺血栓栓塞症（PTE）发生时往往会导致右心室的形态和功能异常。超声心动图可以通过不同的切面对心脏的形态和功能进行评价，常用的超声心动图参数有：

（1）超声心动图形态学参数包括：右室/左室舒张末期内径比值（RVED/LVED）、右室/左室横径比值（RV/LV）、右室游离壁厚度（RVWT）、右室壁运动幅度（RVWM）、右房/左房横径比值（RA/LA）以及吸气时下腔静脉最小内径等。

（2）右心室收缩功能超声

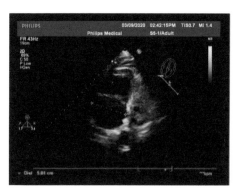

图14　急性肺血栓栓塞症超声心动图
注：超声心动图提示右室明显增大，右室/左室横径比值（RV/LV）>1

心动图参数包括：二维右室面积变化分数（FAC）、三尖瓣环收缩期位移（TAPSE）、组织多普勒三尖瓣环收缩期运动速度（S'）、右室心肌做功指数（RMPI）或者Tei指数、右室射血分数（RVEF）等。

（3）右室压和肺动脉压测量指标：包括收缩期肺动脉血流峰值速度（VPA）、三尖瓣反流压差（TRPG）、肺动脉收缩压和舒张压等。

49. 超声心动图筛查肺动脉高压的临床应用价值如何？

超声心动图是肺动脉高压（PH）的首选筛查方法，通过超声心动图有助于发现疑似或明确PH的病因。但在超声心动图判断中不应局限于对肺动脉收缩压（sPAP）的评估，还应根据三尖瓣反流峰值速度(TRV)和超声征象对PH可能性进行分层（见表4）。

表4　2015年ESC/ERS超声心动图筛查肺动脉高压的参考标准

三尖瓣反流峰值流速 （m/s）	存在其他支持PH的 超声征象	筛查PH的可能性
≤2.8或测量不出	无	低
≤2.8或测量不出	有	中
2.9~3.4	无	中
2.9~3.4	有	高
>3.4	不需要	高

注：其他征象包括右心室/左心室>1.0，室间隔扁平，多普勒右室流出道加速时间<105ms，舒张早期肺动脉返流速>2.2m/s，肺动脉直径>25mm，下腔静脉直径>21mm伴吸气时塌陷，收缩末期右心房面积>18cm²等。

50. 确诊肺血栓栓塞症的影像学检查有哪些？

确诊肺血栓栓塞症（PTE）的影像学检查包括CT肺动脉造影（CTPA）、核素肺通气/灌注（V/Q）显像、磁共振肺动脉造影（MRPA）、肺动脉造影等。其中CTPA是目前指南推荐确诊PTE的首选检查方法。

51. CT肺动脉造影在肺血栓栓塞症诊断中的临床应用价值如何？

CT肺动脉造影（CTPA）具有较高的空间及时间分辨率，可直观地显示肺动脉内血栓形态、部位及血管堵塞程度，对肺血栓栓塞症（PTE）诊断的敏感性和特异性均较高，且无创、便捷，目前已成为确诊PE的首选检查方法。

CTPA不仅能够显示PTE的有无，还可以同时显示肺实质和大血管的情况，从而做出非肺血栓栓塞症的其他诊断，如肺内肿瘤、肺气肿、肺部感染、纵隔淋巴结增大等病变。但受CT空间分辨率影响，CTPA对于亚段以下肺动脉栓子的评估价值受到一定限制，且妊娠、对造影剂过敏、严重的肾功能不全等特殊人群应用受限。

52. CT肺动脉造影在肺血栓栓塞症中的主要征象有哪些？

肺血栓栓塞症（PTE）在CT肺动脉造影（CTPA）中的典型表现包括直接征象和间接征象，如下所示：

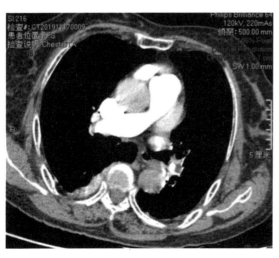

（1）直接征象为肺动脉及其分支中心的充盈缺损影，当栓子的走向方向与动脉平行时，可见到"环征"和"轨道征"，栓子亦可呈偏心性，与动脉壁呈锐角，栓塞动脉的管径可正常或增粗。当动脉完全被栓子填塞时，表现为动脉内无对比剂充填，呈低密度影，栓塞动脉的管径多增粗。

图15　肺血栓栓塞症CT肺动脉造影图
注：CT肺动脉造影显示左下肺动脉偏心性充盈缺损。

（2）间接征象指PTE造成肺组织、心脏特别是右心和体循环、肺循环的继发改变，包括肺血管分布不均匀；肺实质灌注不均匀形成"马赛克"征；以胸膜为基底的楔形高密度影；主肺动脉增粗、右心室扩大等肺动脉高压征象；右心增大、腔静脉扩张、胸腔积液等右心功能不全表现。

53. 临床中肺动脉肿瘤常被误诊为肺血栓栓塞症，怎样鉴别诊断？

肺动脉原发肿瘤中恶性肿瘤常见，为肺动脉肉瘤。良性肿瘤非常罕见，如脂肪瘤、黏液瘤等。CT肺动脉造影（CTPA）多表现为肺动脉内充盈缺损，造成肺动脉大部分或完全阻塞，病态形态饱满。常常被误诊为肺血栓栓塞症而行抗凝或溶栓治疗。

研究显示，肺动脉充盈常常累及主肺动脉干，累及左右肺动脉干，充盈缺损多呈菜花样或分叶状特征性改变，部分亚段肺动脉呈瘤样扩张。肺动脉肉瘤可不均匀强化，含脂肪密度病变可能为肺动脉脂肪瘤或脂肪肉瘤。临床高度怀疑肺动脉肉瘤，应结合PET/CT综合评价，但最终确诊需要依据组织病理学检查结果。

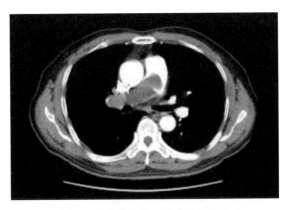

图16　肺动脉肉瘤CT肺动脉造影图
注：CTPA显示右肺动脉干完全阻塞，病态形态饱满，
病理结果确诊肺动脉肉瘤。

54. 肺通气/灌注显像在肺血栓栓塞症诊断中的工作原理是什么？

呼吸系统的核素显像主要有两种途径，一种是通过体静脉注射颗粒型显像剂并暂时滞留于肺毛细血管床，实现肺灌注显像，另一种是通过呼吸道吸入显影剂并暂时沉积于肺泡内，实现肺通气显像。

目前，肺灌注显像多为利用99mTc标记的大颗粒聚合人血清蛋白（99mTc-MAA）经静脉注入后一过性地嵌顿在肺毛细血管内，其放射性分布与血流灌注成正比这一原理来检测栓塞肺段。肺通气显像是利用99mTc标记的二乙三胺五乙酸（99mTc-DTPA）经呼吸道吸入并沉降于各级气道及肺泡壁上，其放射性分布与相应部位气道通畅程度成正比。肺灌注显像需要联合肺通气进行诊断，因为肺血栓栓塞症患者低灌注区域的通气功能是正常的，通气显像可增加诊断肺血栓栓塞症的特异度。

55. 肺通气/灌注显像在肺血栓栓塞症诊断中的优缺点有哪些？

早在1964年，肺通气/灌注显像（V/Q显像）就开始被用于肺血栓栓塞症的诊断，现在V/Q显像仍是疑诊肺血栓栓塞症（PTE）的基本诊断方法之一，其优缺点如下。

（1）优点：V/Q显像不受肺动脉直径的影响，在诊断亚段以下肺血栓栓塞症中具有特殊意义。V/Q显像放射性暴露低，成年人平均进行V/Q显像时放射线暴露约为1.1mSv，显著低于CTPA（2~6mSv）；此外V/Q显像示踪剂使用少，较少引起过敏反应。

（2）缺点：V/Q显像是功能性检查，并不能显示栓

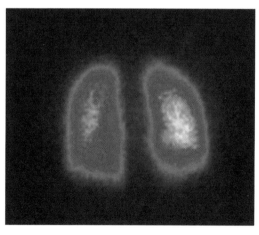

图17　肺通气/灌注显像（V/Q显像）示意图

子的部位和大小，只能发现栓子堵塞后的肺灌注缺损情况，对于血栓还是非血栓造成的灌注缺损也没有鉴别能力，故V/Q显像结果的判读存在一定差异。任何引起肺血流或通气受损的因素如肺部炎症、肺部肿瘤、慢性阻塞性肺疾病等均可造成局部通气血流失调，单凭V/Q显像可能造成误诊，所以临床应用需结合低剂量CT排除肺部炎症、肿瘤、慢性阻塞性肺疾病等。

56. 肺通气/灌注显像主要适用于哪些人群?

结合肺通气/灌注显像（V/Q显像）上述优缺点，可优先应用于临床可能性低的门诊患者、胸部X线片正常的患者、年轻患者（尤其是女性患者）、妊娠女性、对造影剂过敏患者、严重的肾功能不全患者、异常蛋白血症患者和骨髓瘤患者。

57. 肺通气/灌注显像在肺血栓栓塞症诊断中的典型征象是什么?

肺通气/灌注显像（V/Q显像）在肺血栓栓塞症患者中的典型征象是呈肺段分布的肺灌注缺损，并与通气显像不匹配。

58. 肺通气/灌注显像结果怎样判读?

由于许多疾病可以同时影响患者的肺通气和血流状况，致使肺通气/灌注显像在结果判定上较为复杂，需要密切结合临床进行判读。V/Q平面显像结果分为以下3个级别。

（1）高度可能：2个或2个以上肺段通气/灌注不匹配。

（2）正常。

（3）非诊断性异常：非肺段性灌注缺损或<2个肺段范围的通气/灌注不匹配。

V/Q断层显像（SPECT）发现1个或1个以上肺段V/Q不匹配即为阳性，SPECT阴性可基本除外PTE。

59. 磁共振肺动脉造影在肺血栓栓塞症诊断中的优缺点有哪些?

磁共振肺动脉造影（MRPA）可以直接显示肺动脉内的栓子及肺血栓栓塞症所致的低灌注区，从而确诊肺血栓栓塞症，其优缺点如下：

（1）优点：相对于CTPA，MRPA一个重要的优势在于可同时评价患者的右心功能。对患者而言MRPA的优势也很明显，MRPA无X线辐射，不使用含碘造影剂，可以任意方位成像，且对急慢性血栓有一定鉴别能力，适用于肾功能严重受损，对碘造影剂过敏或妊娠期患者。

（2）缺点：对肺段以下水平的肺栓塞诊断价值有限。对仪器和技术要求高，如果患者体内带有心脏起搏器等铁磁性物体是不能接受该项检查的。检查时间长，患者需要长期保持不动。

可见，MRPA不能替代CTPA检查，但可作为CTPA检查的有益补充。

60. 磁共振肺动脉造影适用于哪些人群?

结合磁共振肺动脉造影（MRPA）上述优缺点，对于肾功能严重受损，对碘造影剂过敏或妊娠期患者，可以考虑选择MRPA来诊断。

61. 磁共振肺动脉造影在急性肺血栓栓塞症患者中的主要征象有哪些?

急性肺血栓栓塞症（PTE）在磁共振肺动脉造影（MRPA）中的典型表现主要包括直接征象和间接征象。

（1）直接征象：MRPA可以直接显示PTE时肺动脉血管腔内的血栓栓子为低信号的充盈缺损。其征象表现为：①血管腔内充盈缺损，"轨道征"；②附壁血栓；③完全闭塞；④远段分支缺失。

（2）间接征象：包括了肺动脉中央血管扩张，远段分支扭曲的肺动脉高压征象；右室增大，胸腔积液等右心功能不全表现；以及肺动脉瓣反流表现。

62. 肺动脉造影在肺血栓栓塞症诊断中的临床应用价值如何?

肺动脉造影（PA）为肺血栓栓塞症（PTE）诊断的"金标准"，其敏感度约为98%，特异度为95%～98%。但PA是一种有创性检查，存在一定风险，发生致命性或严重并发症的可能性分别为0.1%和1.5%，随着CTPA的发展和完善，肺动脉造影已很少用于PTE的临床

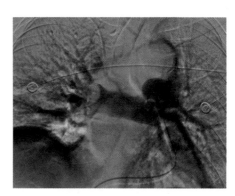

图18　肺血栓栓塞症肺动脉造影图
注：肺动脉造影显示右肺动脉干内充盈缺损，远端未显影，考虑肺动脉栓塞。

诊断，应严格掌握其适应证。如果其他无创性检查能够确诊PTE，且治疗上拟仅需内科治疗时，可不必行该检查。如果其他方法不能确诊，需要行介入治疗或慢性血栓栓塞性肺动脉高压（CTEPH）手术前，可选择该检查。

63. 肺动脉造影的禁忌证有哪些?

肺动脉造影属有创操作，应严格把握其禁忌证。

临床研究显示，肺动脉造影无绝对禁忌证。相对禁忌证包括严重低氧血症；中、重度肺动脉高压，合并右心衰竭者；未纠正的充血性心力衰竭；肾功能不全；右心心内膜炎有赘生物脱落危险者；左束支阻滞；造影剂过敏；不合作或躁动患者等。

64. 肺动脉造影在肺血栓栓塞症患者中有哪些征象?

肺血栓栓塞症（PTE）在肺动脉造影（PA）中的典型表现主要包括直接征象和间接征象。

（1）直接征象：肺血管内造影剂充盈缺损，伴或不伴轨道征的血流阻断。

（2）间接征象：肺动脉造影剂流动缓慢，局部低灌注，静脉回流延迟等。

如缺乏PTE的直接征象，则不能诊断PTE。

（向尹、杨志远、刘影、胡丽佳）

第三节　危险分层及诊断策略

65. 肺血栓栓塞症危险分层的意义及方法是什么？

肺血栓栓塞症（PTE）危险分层具有重要的预后评估剂临床治疗指导价值，是诊断策略中不可或缺的关键步骤。危险分层主要基于患者血流动力学状态、心肌损伤标志物及右心室功能等指标进行综合评估。

首先根据血流动力学状态区分其危险程度，血流动力学不稳定的PTE为高危；血流动力学稳定的PTE为非高危，非高危PTE患者可根据是否合并右心室功能不全（RVD）和心脏生物标志物异常将PTE分为中危和低危。

66. 高危肺血栓栓塞症的判定标准是什么？

高危肺血栓栓塞症患者以休克和低血压为主要表现，即体循环收缩压<90mmHg*，或较基础值下降幅度≥40mmHg，持续15分钟以上；且须除外新发生的心律失常、低血容量或感染中毒症等原因所致的血压下降。

67. 中危肺血栓栓塞症的判定标准是什么？

在急性肺血栓栓塞症中，血流动力学稳定，但存在右心功能不全（RVD）的影像学证据和（或）心脏生物学标志物升高者归为中危肺血栓栓塞症。根据病情严重程度，可将中危肺血栓栓塞症再分层，RVD和心脏生物学标志物升高同时存在者为中高危；单纯存在RVD或心脏生物学标志物升高者为中低危。

---

*1mmHg=0.133kPa。

68. 右心功能不全的影像学表现主要有哪些?

（1）右心功能不全（RVD）的超声心动图表现主要包括：①右心室扩张（右心室舒张末期内径/左心室舒张末期内径＞1.0）；②右心室游离壁运动幅度减低；③三尖瓣反流速度增快；④三尖瓣环收缩期位移减低（＜17mm）。

（2）RVD的CT肺动脉造影（CTPA）主要表现为四腔心层面发现的右心室扩张（右心室舒张末期内径/左心室舒张末期内径＞1.0）。

69. 心脏生物学标志物主要包括哪些?

急性肺血栓栓塞症中，心脏生物学标志物主要包括心肌损伤标志物（心脏肌钙蛋白T或I）和心衰标志物（脑钠肽或N-端脑钠肽前体）的水平升高。

70. 低危肺血栓栓塞症的判定标准是什么?

低危肺血栓栓塞症患者主要表现为血流动力学稳定，不存在右心功能不全（RVD）和心脏生物学标志物升高。

表5 肺血栓栓塞症危险分层

危险分层	休克或低血压	影像学 （右心室功能不全）[a]	实验室指标 （心脏生物学标志物升高）[b]
高危	+	+	+/-
中高危	-	+	+
中低危	-	+/-[c]	-/+[c]
低危	-	-	-

注：a，右心功能不全（RVD）的诊断标准如第68题所述；b，心脏生物学标志物如第69题所示；c，影像学和实验室指标两者之一阳性。

71. 疑诊肺血栓栓塞症的诊断策略是什么？

对于疑诊肺血栓栓塞症（PTE）的患者，可根据是否合并血流动力学障碍采取不同的诊断策略。

（1）血流动力学不稳定的PTE疑诊患者（疑诊高危患者）：如条件允许，建议完善CTPA检查以明确诊断或排除PTE。如无条件或不适合行CTPA检查，建议行床旁超声心动图检查，如发现右心室负荷增加和(或)发现肺动脉或右心腔内血栓证据，在排除其他疾病可能性后，建议按照PTE进行治疗，建议行肢体加压超声成像（CUS），如发现DVT的证据，则VTE诊断成立，并可启动治疗；在临床情况稳定后行相关检查明确诊断（详见图13）。

（2）血流动力学稳定的PTE疑诊患者（疑诊非高危患者）：可通过临床可能性评估将患者分为低、中、高度可能性，中低度可能性患者推荐行D-二聚体检查，若阴性可基本排除；若阳性可进一步行CTPA明确诊断，高度可能性患者推荐直接行CTPA明确诊断；如果存在CTPA检查相对禁忌（如造影剂过敏、肾功能不全、妊娠等），建议选择其他影像学确诊检查，包括V／Q显像、MRPA。

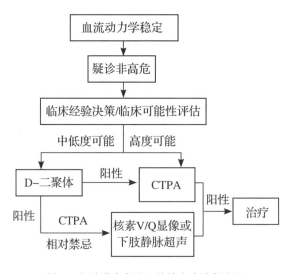

图19　疑诊非高危肺血栓栓塞症诊断流程

72.急性肺血栓栓塞症需与哪些疾病进行鉴别?

急性肺血栓栓塞症（PTE）的症状和体征常常不典型，在临床工作中经常被误诊、漏诊，需与以下疾病相鉴别。

（1）与心源性胸痛、呼吸困难鉴别：急性冠脉综合征，主动脉夹层动脉瘤，急性心包炎，肥厚梗阻性心肌病。

（2）与肺源性胸痛、呼吸困难鉴别：气胸，急性胸膜炎。

（3）与胃肠源性胸痛、呼吸困难鉴别：溃疡病，急性胰腺炎，胆囊炎、胆结石，反流性食管炎。

（4）围绕急性右心衰鉴别：肺源性心脏病，急性右室心肌梗死，肺动脉高压，急性心包填塞，大量快速静脉补液。

（5）围绕咳嗽、咯血鉴别：支气管扩张，肺癌，肺出血，成人型呼吸窘迫综合征，心脏疾病所致咯血。

（6）围绕晕厥鉴别：心源性晕厥，非心源性晕厥。

73.对疑诊肺血栓栓塞症进行临床可能性评估的意义和方法是什么?

患者症状、体征及常规实验室检查可为肺血栓栓塞症诊断提供重要的线索，但是不具有特异性，不能作为诊断或排除急性肺血栓栓塞症的标准，单独应用某项诊断方法的临床意义不大，如能综合考虑这些结果，将有效提高肺栓塞早期检出率。目前国内外学者已经开始探索急性肺血栓栓塞症诊断的临床预测方法，根据疑诊患者出现肺血栓栓塞症的可能性大小，选择合适的检查手段进行诊断，以便更好地指导治疗，降低医疗费用支出，减少误诊、漏诊率。

急性肺血栓栓塞症诊断的临床预测方法主要分为经验法和量化法。前者存在一定的局限性，后者采用具体的、相对客观的指标，即临床可能性评分表，对肺血栓栓塞症的可能性大小进行评估，以提高疑诊肺血栓栓塞症的准确性。

74. 目前常用的肺血栓栓塞症临床可能性评分表有哪些?

根据临床情况进行临床可能性评估可以提高疑诊肺血栓栓塞症（PTE）的准确性。国内外研究学者已经发表了多种不同的临床预测评分量表，如Wells评分、Geneva评分、Pisa评分、Charlotte规则、Vienna评分、Claudia评分、ZS评分、PERC排除标准等，它们已被证明都有一定的临床应用价值，但不同的评分方法各有不同的内容和适用条件，目前最常用的包括简化版Wells评分量表和修订版Geneva评分量表。

75. 简述Wells评分

Wells评分是1998年由加拿大Wells等首先制定的预测肺血栓栓塞症的评分系统，更适合于住院患者、门诊患者及癌症患者。为了使临床评分更简单、实用，Wells等建议将Wells评分由原来的三分法（低度、中度、高度可能性）改为二分法（不考虑PTE、可能为PTE）。其中，0~1分为低度可能，≥2分为高度可能（见表6）。

76. 简述Geneva评分

Geneva评分是2001年由瑞士日内瓦大学Wicki等首先制定的预测急性肺血栓栓塞症的评分系统，相对烦琐一些，需要血气分析和胸部X线检查等客观结果，更适合于急诊患者。为了减少不稳定因素和主观误差对结果的影响，法国Le Gal等对Geneva评分量表进行修订（即改良的Geneva评分），仅根据危险因素、症状和体征等简单客观的指标进行评分，取消原有的血气分析和胸部X线检查，因此指标易于计算，便于推广。其中，0~2分为低度可能，≥3分为高度可能（见表6）。

表6　PTE临床可能性评分表

简化Wells评分	计分	修订版Geneva评分[a]	计分
PTE或DVT病史	1	PTE或DVT病史	1
4周内制动或手术	1	1个月内手术或骨折	1
活动性肿瘤	1	活动性肿瘤	1
心率（次/分）		心率（次/分）	
≥100	1	75~94	1
咯血	1	≥95	2
DVT症状或体征	1	咯血	1
其他鉴别诊断的可能性低于PTE	1	单侧下肢疼痛	1
		下肢深静脉触痛及单侧下肢水肿	1
临床可能性			
低度可能	0~1	年龄>65岁	1
高度可能	≥2	临床可能性	
		低度可能	0~2
		高度可能	≥3

77. 怎样通过临床评估联合D-二聚体检测筛查急性肺血栓栓塞症？

单纯临床可能性评估为低度可能或单纯D-二聚体检测结果阴性均不能除外肺血栓栓塞症（PTE），故推荐基于临床判定或应用临床可能性评分联合D-二聚体筛查急性PTE。

对于临床评估中低度可能的患者，如D-二聚体检测阴性，可基本除外急性PTE，可不再进行PTE相关的确诊检查，如D-二聚体检测阳性，建议行确诊检查；对于临床评估高度可能的患者，无论D-二聚体检测结果如何，都应进行确诊检查。

78. 肺栓塞严重程度指数模型的临床应用价值如何？

肺栓塞严重程度指数（PESI）最早由Aujesky等于2005年发表，是被验证的最广泛的一个肺栓塞预后评估模型。基于目前的循证医学证据和国内临床实际情况，多作为远期预后的评估，特别是能较准确地筛选出预后较好的低危肺栓塞患者，即具有较高的阴性预测值。由于PESI纳入了11个不同权重的变量，使评分变得较为复杂，所以Jimenez等在PESI基础上研发了简化肺栓塞严重指数（sPESI）。sPESI较PESI更为简单，但准确率未降低。

79. 简述简化肺栓塞严重指数临床评分模型

简化肺栓塞严重指数（sPESI）评分由年龄＞80岁、肿瘤、慢性心力衰竭、脉搏≥100次/分、收缩压＜100mmHg、动脉血氧饱和度＜90%等6项指标构成。

每项赋值1分，sPESI≥1分归为中危，sPESI＝0分归为低危，若sPESI＝0分但伴有RVD和（或）心脏生物学标志物升高，则归为中危。sPESI≥1分者30天全因死亡率明显升高，可达10.9%。

表7　PESI及sPESI临床评分模型

模型中的参数	PESI（分）	sPESI（分）
年龄	以年龄为分数	1（＞80岁）
男性	+10	－
肿瘤	+30	1
慢性心力衰竭	+10	1[a]
慢性肺部疾病	+10	
脉搏≥110次/分	+20	1
收缩压＜100 mmHg	+30	1
呼吸频率＞30次/分	+20	
体温＜36℃	+20	－

续表

模型中的参数	PESI（分）	sPESI（分）
神智改变	+60	－
动脉氧饱和度＜90%	+20	1

注：a，简化版本中存在慢性心力衰竭和（或）慢性肺部疾病评为1分。

（李凡敏、段永建、陈旭波）

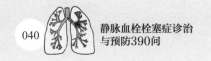
‖第二章‖ 肺血栓栓塞症的治疗措施

第一节 一般支持治疗

80. 什么是肺栓塞快速反应团队？

美国麻省总医院于2015年5月率先提出肺栓塞快速反应团队（PERT）。PERT是多学科协作模式，承担医院内高危肺栓塞患者抢救工作，人员构成应包括呼吸与危重症医学科、心血管外科、急诊科、超声科、影像科、检验科、药剂科专家及高危临床科室的VTE联络员和管理员等。

当临床发现疑似肺栓塞患者时，应行肺栓塞筛查，必要时启动抗凝治疗，如可耐受，可行CTPA确诊急性肺栓塞，如病情危重，立即启动急救绿色通道（如内科溶栓绿色通道、临床检验绿色通道、超声与影像检查绿色通道等），RRT成员根据病例资料，选择最佳治疗方案（如内科治疗、介入治疗、手术治疗等）。可见，PERT的实施可大大缩短患者救治时间，提高抢救成功率。

81. 哪些急性肺血栓栓塞症患者需要住院治疗？

急性肺血栓栓塞症（PTE）患者如有以下情况可考虑住院治疗：

（1）近期（≤7天）手术史。

（2）心肺功能不稳定。

（3）静脉阻塞症状重。

（4）中高危肺血栓栓塞症。

（5）血小板减少症（血小板计数$<50\times10^9$/L）。

（6）肝功能不全（INR≥1.5）或肾功能不全。

（7）其他内科或外科情况需要住院治疗。

（8）患者依从性差。

（9）地域远、电话联系不便、家庭医疗条件差等。

82. 静脉血栓栓塞症患者可否早期下床活动？

急性深静脉血栓形成（DVT）尽早下床活动将有助于早期机体功能恢复，降低血栓后综合征（PTS）的发生。

（1）对于低危或中低危急性肺血栓栓塞症（PTE）患者，下肢DVT为腘静脉水平以下的远端血栓，一旦启动抗凝治疗可尽早下床活动。

（2）对于中高危或高危PTE患者，下肢DVT为腘静脉及以上的近端血栓，考虑其血栓脱落及再次加重风险，需要卧床，充分抗凝治疗5~7天可以逐渐恢复正常活动。

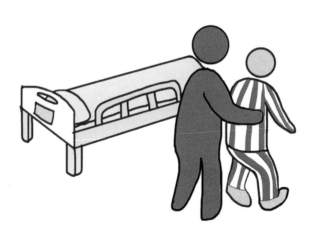

图20　早期下床活动

83. 急性肺血栓栓塞症一般支持治疗有哪些？

对于临床高度疑诊或确诊的急性肺血栓栓塞症（PTE）患者，应进行严密监护，监测呼吸、心率、血压、心电图以及动脉血气的变化；为防止栓子再次脱落，应保持大便通畅，避免用力等；对于有焦虑和惊恐症状的患者应给予安慰并可适当使用镇静剂；对胸痛患者可给予止痛剂；对于伴有发热、咳嗽、喘憋等症状的患者给予相应的对症治疗。辅助检查应尽量在床旁进行，必须外出检查者宜用平车接送，尽量减少穿刺等有创检查。

84. 急性肺血栓栓塞症合并低氧血症该怎么处理？

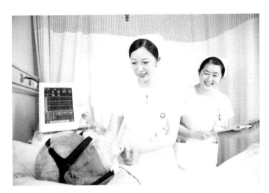

图21　面罩无创机械通气辅助呼吸

对于急性肺血栓栓塞症患者，如合并低氧血症，应使用鼻导管或面罩吸氧；当合并呼吸衰竭时，可采用经鼻/面罩无创机械通气或经气管插管行机械通气；当进行机械通气时，应注意避免其对血流动力学的不利影响，机械通气造成的胸腔内正压可以减少静脉回流、加重右心功能不全（RVD），应该采用低潮气量（6～8ml/kg）使吸气末平台压<30cmH$_2$O；应尽量避免做气管切开，以免在抗凝或溶栓过程中发生局部大出血。

85. 急性肺血栓栓塞症合并休克或心衰该怎么处理？

对于急性肺血栓栓塞症（PTE）患者，如合并休克或低血压，必须进行血流动力学监测，并予以支持治疗，如使用血管活性药物。血管活性药物的应用对于维持有效的血流动力学至关重要。去甲肾上腺素仅限于急性肺血栓栓塞症合并低血压的患者，可以改善右心功能，提高体循环血压，改善右心冠脉的灌注。肾上腺素也可用于急性肺血栓栓塞症合并休克患者。多巴酚丁胺以及多巴胺可用于心指数较低的急性肺血栓栓塞症患者。

86. 高危肺血栓栓塞症患者的治疗策略是什么？

伴有休克或低血压的肺血栓栓塞症（PTE）（即高危组）患者死亡风

险很高，尤其是在入院后的最初几个小时内，需高度重视。

根据2019欧洲心脏病学会（ESC）急性肺血栓栓塞症诊断和管理指南推荐，对于确诊的高危PTE患者，首选早期再灌注治疗，尤其是全身溶栓治疗。对于有溶栓禁忌证或者溶栓后血流动力学改善不明显的患者，最好由包括心胸外科或血管介入科等在内的多学科会诊后决定治疗方案，如经导管介入治疗、肺动脉血栓切除术。

87. 非高危肺血栓栓塞症患者的治疗策略是什么？

除了严重肾功能不全外，绝大多数血流动力学尚平稳的急性肺血栓栓塞症（PTE）（即非高危组）患者都可以按照千克体重给予皮下注射低分子肝素或磺达肝癸钠抗凝治疗。

没有出现低血压或休克的PTE患者在明确诊断后仍需要进一步进行危险分层（见前），对于中高危PTE患者需密切监测，早期发现血流动力学失代偿征象，以便及时开始补救性再灌注治疗；其中首选溶栓治疗。

（周晓云、张殷）

第二节　抗凝治疗

88. 抗凝治疗在急性肺血栓栓塞症治疗中的地位如何？

抗凝治疗为肺血栓栓塞症（PTE）的基础治疗手段，能加速肺动脉血栓栓子的溶解，阻止纤维蛋白及凝血因子的进一步沉积，可以有效地防止血栓再形成和复发，同时促进机体自身纤溶机制溶解已形成的血栓，从而改善预后。因此，一旦明确急性PTE，宜尽早启动抗凝治疗。

2018年中国《肺血栓栓塞症诊治与预防指南》指南推荐对于临床高度可疑急性PTE，在等待诊断结果过程中，如无出血风险，可给予胃肠外抗凝治疗。包括高危PTE患者予以溶栓治疗结束后，为防止血栓的再形成，也应重新开始规范的抗凝治疗。

89. 抗凝治疗的出血高危因素包含哪些？

抗凝治疗的主要并发症为出血，在启动抗凝治疗前应评估患者出血高危因素，尽可能降低出血风险。住院患者出血高危因素主要包括"患者自身因素""合并症或并发症"和"治疗相关因素"三方面，如表8所示。

表8 抗凝治疗的出血高危因素

患者自身因素	合并症或并发症	治疗相关因素
年龄>75岁	恶性肿瘤	抗血小板治疗中
既往出血史	转移性肿瘤	抗凝药物控制不佳
既往卒中史	肾功能不全	非甾体抗炎药物使用
近期手术史	肝功能不全	
频繁跌倒	血小板减少	
嗜酒	糖尿病	
	贫血	

90. 目前常用的抗凝药物有哪些？

目前应用的抗凝药物主要分为胃肠外抗凝药物和口服抗凝药物两大类，如下：

（1）胃肠外抗凝药物主要包括普通肝素（UFH）、低分子肝素（LMWH）、磺达肝癸钠、阿加曲班、比伐卢定等；此类药物主要通过皮下、静脉途径给药。

（2）口服抗凝药物主要包括华法林和直接口服抗凝药（DOACs）2类，DOACs常用有利伐沙班、阿哌沙班、依度沙班或达比加群酯等。

91. 肾功能不全患者的不宜使用哪些抗凝药物？

低分子肝素（LMWH）、磺达肝癸钠和新型口服Xa和Ⅱa因子抑制剂等抗凝药物清除主要靠肾脏排出。如肾功能不全，这些药物可能在体内堆积，增加出血风险，特别是对于老年患者和有出血高风险的患者。对于PTE合并肾功能不全，应慎用上述药物，若应用需减量；严重肾功能不全（肌酐清除率＜30ml/min）患者，应避免使用LMWH、磺达肝癸钠、利伐沙班和达比加群酯。

92. 急性肺血栓栓塞症初始抗凝的药物怎么选择？

2018版中国《肺血栓栓塞症诊治与预防指南》推荐，急性肺血栓栓塞症（PTE），初始抗凝推荐选用低分子肝素（LMWH）、普通肝素（UFH）、磺达肝癸钠、负荷量的利伐沙班或阿哌沙班。若选用利伐沙班或阿哌沙班，在使用初期需给予负荷剂量。

93. 哪些肺血栓栓塞症患者推荐使用普通肝素抗凝治疗？

普通肝素（UFH）是一种硫酸化的糖胺聚糖混合物，通过增加AT-Ⅲ与凝血酶的亲和力而发挥抗凝作用，体内外均有强大的抗凝作用。其半衰期较短，经非肾脏途径代谢，抗凝易于监测，且鱼精蛋白可以快速逆转其作用，因此，对于需要进行再灌注治疗、有严重肾功能损害（肌酐清除率＜30ml/min）、严重肥胖的患者，推荐应用UFH。

94. 普通肝素的具体使用方法？

如选择使用普通肝素（UFH）进行治疗，首选静脉给药，先给予2 000~5 000U或按80U/kg静脉注射，继之以18U/（kg·h）持续静脉泵入。

在开始治疗后的最初的24小时内每4~6小时监测活化部分凝血活酶时间（APTT），根据APTT调整剂量，使APTT在24小时之内达到并维持于正常值的1.5~2.5倍。达到稳定治疗水平后，改为每天监测一次APTT。UFH亦可皮下注射方式给药。

表9 静脉泵入UFH时APTT的监测与药物调整

APTT监测	初始剂量及调整剂量	下次APTT测定的间隔时间(h)
治疗前检测基础值	初始剂：80U/kg静脉注射，继以18U/（kg·h）静脉滴注	4~6
<35秒(<1.2倍正常值)	予80U/kg静脉注射，继以静脉滴注剂量增加4U/（kg·h）	6
35~45秒(1.2~1.5倍正常值)	予40U/kg静脉注射，继以静脉滴注剂量增加2U/（kg·h）	6
46~70秒(1.5~2.3倍正常值)	无需调整剂量	6
71~90秒(2.3~3.0倍正常值)	静脉滴注剂量减少2U/（kg·h）	6
>90秒(>3倍正常值)	停药1小时，继以静脉滴注剂量减少3U/（kg·h），恢复静脉滴注	6

注：UFH，普通肝素；APTT，活化部分凝血活酶时间。

95. 普通肝素与活化的部分凝血活酶时间之间的关系？

活化部分凝血活酶时间（APTT）是监测血浆F Ⅷ、Ⅸ、Ⅺ和Ⅻ水平缺陷的筛选试验，其中F Ⅷ、Ⅸ、Ⅺ是凝血级联反应过程中参与放大凝血效应的因子，这些凝血因子水平减低可导致APTT延长。FⅨ、Ⅺ和Ⅻ可被抗凝血酶（AT）灭活，而肝素类药物通过其戊糖序列与AT形成复合物显著放大AT的生物学效应，加速凝血因子的灭活，使APTT延长。

96. 什么是低分子肝素？它有哪些特点？

低分子肝素（LMWH）指由普通肝来解聚制备而成的一类分子量较低的肝素的总称，与普通肝素作用机制基本相同。与普通肝素相比，LMWH具有以下特点：

（1）抗Xa作用较强。因每个低分子肝素分子只含有16~20个单糖，仍有与抗凝血酶（AT）结合所必需的戊糖序列，但不足以与凝血酶结合，只能抑制凝血因子Xa，其抗凝血因子Xa活性与抗凝血酶活性的比值一般为1.5~4.0（普通肝素约为1），从而使抗栓作用与出血作用分离。

（2）分子量小，生物利用度高，与血浆蛋白、基质蛋白及血管内皮亲和力低。半衰期长，约为普通肝素的8倍，皮下注射吸收完全，每日用药2次即可，使用方便。不与肝素结合蛋白结合，因此有更稳定的量效关系，按体重给药，控制剂量，一般不需要进行实验室监测。

（3）对血小板功能影响小。

97. 低分子肝素在肺血栓栓塞症治疗中的具体使用方法？

低分子肝素（LMWH）必须根据体质量给药，我国用于肺血栓栓塞症（PTE）治疗的LMWH种类见表10。大多数病例按体质量给药是有效的，但对于过度肥胖者或孕妇宜监测血浆抗Xa因子活性并据之调整剂量。

表10　常用低分子肝素和磺达肝癸钠的使用

药品	使用方法（皮下注射）	注意事项
依诺肝素（克赛）	100 U/kg，1次/12小时 或1.0 mg/kg，1次/12小时	单日总量不> 180 mg
那屈肝素（速碧林）	86 U/kg，1次/12小时 或0.1 ml/10 kg，1次/12小时	单日总量不> 17 100 U
达肝素（法安明）	100 U/kg，1次/12小时或200 U/kg， 1次/天	单日剂量不> 18 000 U
磺达肝癸钠（安卓）	（1）5.0 mg（体质量<50 kg），1次/天	
	（2）7.5 mg（体质量50~100 kg），1次/天	
	（3）10.0 mg（体质量>100 kg），1次/天	

98. 不同低分子肝素之间可以互换或替代吗？

低分子肝素（LMWH）是多硫酸化氨基聚糖，分子量在2 000~9 000D之间，平均4 000~5 000D，大约是普通肝素的1/3。一般来讲，分子量越小、分子大小越均匀，临床效果越好。

目前临床上使用的低分子肝素种类较多，如依诺肝素（克赛）、那曲肝素（速碧林）、达肝素（法安明）等。由于不同种类的低分子肝素是以不同的解聚方法（化学或酶解聚法）由普通肝素制成的，它们在分子结构、蛋白亲和力等药代动力学和抗凝谱上有某种程度的差异，在临床使用过程中应仔细参照每种产品的说明书，不可以互换或替代。

99. 低分子肝素的常用注射部位有哪些?

（1）上臂三角肌下缘：为传统的皮下注射部位，但上臂三角肌下缘的注射范围小，皮下脂肪层相对薄，反复注射易形成硬结,影响药物的吸收。

（2）腹部皮下注射：腹部皮下脂肪多，毛细血管相对少皮下注射面积大，温度恒定，药物吸收快,同时不受运动的影响，便于操作，特别适宜需卧床休息的患者，故可作为皮下注射低分子肝素的首选部位。需要注意是，不要注射在与上一次相同的地方，换位置注射，间隔至少1cm。

100. 低分子肝素的注射方法及注意事项有哪些?

低分子肝素常用方式为皮下注射，注射方法不当可导致疼痛、皮下血肿等，并影响药物的吸收。具体注射方法如下：

（1）排气

常规皮下注射前需排净注射器内的空气，以免空气进入皮下。但在注射前不排气，将空气弹指药液上方，注射结束后空气正好填充于针乳头和针头内，用气体代替药液，将药液全部注入皮下，既保证了注射剂量的准确，又避免了针尖上的药液对局部的刺激，可减少疼痛和局部瘀血。

（2）进针

进针方法为左手拇指、示指提起腹壁皮肤形成皱褶，固定针头垂直进针约1cm（根据患者的胖瘦程度决定注射深度）。注射时若提起腹壁皮肤垂直刺人，进针速度快，针头在皮肤内行程短，对局部皮下组织损伤小，不易引起皮肤瘀血，患者的痛感明显减轻。

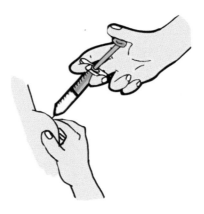

图22　低分子肝素皮下注射方法示范图

（3）拔针

注射完毕停留10秒再拔针，可使药液基本扩散，皮下组织可以充分吸收针头前面的余液，保证药液剂量的准确性。

（4）按压

低分子肝素皮下注射后压迫时间和力度与皮下出血及出血面积有关。低分子肝素皮下注射后局部压迫时间为10分钟，如果按压时间短，在血液未凝固之前停止压迫，则会造成出血。压迫力度以皮肤下陷1cm为度，局部按压力度不宜过大，由于腹壁浅表层和肌层毛细血管丰富，压迫力度大，增加药物对局部的刺激和挤压，易引起局部毛细血管壁的破裂形成血肿。

101. 使用肝素过程中发生出血事件该如何处理？

非致命性出血的最佳治疗是终止肝素使用。如果出血仍然存在，可以使用鱼精蛋白中和肝素。通常使用1.0～1.5mg鱼精蛋白中和100U肝素。为了降低低血压、心率下降、周围血管扩张等副反应，可将鱼精蛋白计算剂量的30%～50%经静脉缓慢注射。由于鱼精蛋白可与血液中的血小板和血清蛋白相互作用，最终可能产生抗凝作用，因此应避免过量使用鱼精蛋白。

如普通肝素（UFH）一样，低分子肝素（LMWH）最常见的并发症是出血，但发生率远较UFH低。过量使用LMWH并发出血时，使用鱼精蛋白中和很少有效，即使鱼精蛋白／肝素比值>5时，鱼精蛋白也不能中和所有LMWH的Xa因子抑制物的活性。

102. 磺达肝癸钠的作用机制及使用方法是什么？

磺达肝癸钠为选择性Xa因子抑制剂，通过与抗凝血酶特异性结合，介导对Xa因子的抑制作用，其对血小板没有作用。

磺达肝癸钠应根据体质量给药，1次/天，皮下注射，无须监测。使用方法见表10。对于中度肾功能不全（肌酐清除率30～50 ml/min）患者，剂量应该减半；对于严重肾功能不全（肌酐清除率<30 ml/min）患者禁用磺达肝癸钠，因为其可以在体内累积，提高出血风险。

103. 华法林是什么药？其临床地位如何？

华法林，学名为苄丙酮香豆素，是一种口服抗凝药物。它通过抑制依赖维生素K的凝血因子活化，抑制新的血栓形成，以及防止已有血栓的扩大和延展，抑制在陈旧性血栓的基础上形成新的血栓，同时抑制血栓脱落和栓塞的发生，有利于已经形成的血栓的清除。

华法林具有作用时间长、服用方便、副作用相对小、价格低廉等优点，被广泛应用于人工心脏瓣膜置换术后、房颤、脑卒中再发、深静脉血栓和肺栓塞、糖尿病肾病（DN）、心肌梗死的长期抗凝治疗和预防，在口服抗凝治疗中具有无可替代的地位。

104. 华法林有哪些优缺点？

华法林作为一种经典的抗凝药物，具有效果肯定、作用时间长、副作用相对小、价格低廉等优点，在临床上应用已有40多年历史，广泛用于房颤、人工心脏瓣膜置换、深静脉血栓和肺血栓栓塞症等患者的长期治疗和预防。但在使用过程中亦有潜在缺点，如使用华法林过程中需要进行频繁的实验室监测和定期的剂量调整；肝脏损害、营养不良等情况可导致监测指标国际标准化比率（INR）波动大；华法林和许多药物、食物之间存在相互作用，给患者带来诸多不便。

105. 与华法林相互作用的常见药物有哪些？

某些药物可改变华法林的药代动力学，影响其抗凝效果，服用华法林期间在加用或停用这些药物时应加强监测国际标准化比率（INR）。具体如下：

（1）抗血小板药物，与华法林可有协同作用，增加出血风险。

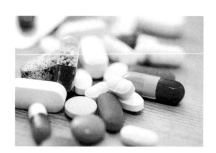

（2）广谱抗生素，抑制肠道菌群，使体内维生素K含量下降，增强华法林疗效。

（3）水合氯醛、奎尼丁、羟基保泰松等可因置换血浆蛋白，使血浆华法林浓度增高，作用增强。

（4）卡马西平、巴比妥类、利福平、苯妥英钠等因诱导肝药酶，增加华法林的代谢，使其作用减弱。

（5）口服避孕药有增加凝血活性可能，使华法林作用减弱。

106. 服用华法林期间为什么要注意饮食？

因为平常食用的许多食物中含有维生素K，而维生素K是促进血液凝固的，会减弱华法林的药效，也有一些食物可以增强华法林的药效，这些食物在饮食中要注意稳定的摄入量，如果您要变化饮食习惯，请及时告诉您的医生。

107. 服用华法林过程中有哪些饮食应控制摄入量？

饮食中摄入的维生素K是长期服用华法林患者的主要影响因素之一，

故建议患者保持较为稳定的维生素K摄入，发生明显变化时应该加强监测。

维生素K主要来源于绿色蔬菜，强调保持相对稳定的摄入量，不能单纯为了降低饮食对华法林抗凝作用的影响，而刻意避免进食含维生素K的食物，以免影响身体健康。

维生素K含量高者，可更多地拮抗华法林的抗凝作用，使其抗凝作用降低。如下所示。

（1）蔬菜

高：香菜（熟＞生）、西芹（熟＞生）、白菜、韭菜、生菜、青椒、大葱、菠菜、莴苣、橄榄。

低：胡萝卜、萝卜、茄子、香菇、蘑菇、洋葱、芹菜、花菜、黄瓜、番茄、土豆、豆腐。

（2）饮料

高：绿茶、红茶。

低：果汁、咖啡、可乐。

（3）水果

低：苹果、西瓜、桃子、草莓、猕猴桃、香梨、橙子、香瓜、樱桃等水果。

（4）肉类

低：鱼、虾及猪肉、鸡肉、牛肉等肉类。

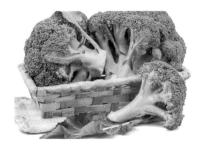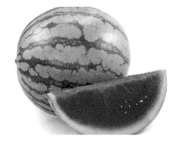

108. 在哪些情况下不宜使用华法林？

对于以下情况禁用华法林，如肝功能损害、严重高血压、凝血功能障碍伴有出血倾向、各种原因的维生素K缺乏症、活动性溃疡、外伤、先兆流产、近期手术、妊娠期。老年人或月经期慎用。

109. 华法林的具体使用方法是什么？

华法林初始抗凝不宜单独使用。包括普通肝素、低分子肝素或磺达肝癸钠在内的胃肠外初始抗凝治疗24小时内可重叠华法林，初始剂量可为3.0～5.0 mg，＞75岁和出血高危患者应从2.5～3.0 mg起始，调整华法林剂量以达到INR目标值（2.0～3.0），当连续2天INR均在目标值可停用胃肠外抗凝药，单独使用华法林。

110. 为何使用华法林抗凝前需重叠胃肠外抗凝药物？

因为华法林对已经活化的凝血因子无效，起效缓慢，使用最初三天由于其使天然抗凝物蛋白C和蛋白S含量降低比促凝血酶含量的降低更为迅速，加重血液高凝状态，如需立即产生抗凝作用，可在开始同时应用肝素。

111. 什么是INR？

INR是国际标准化比率（International Normalized Ratio）的缩写，是患者凝血酶原时间与正常对照凝血酶原时间之比的ISI（国际敏感度指数）次方，是可以校正凝血活酶试剂差异对凝血酶原时间测值进行标准化报告的方法，是目前首选的抗凝检测指标。健康成年人的INR值大约为1.0。

112. 不监测INR，服用华法林会导致怎样的后果？

在没有监测国际标准化比率（INR）的情况下服用华法林是非常危险的。如果INR太低，可能表示有形成血栓的危险；而INR过高，则可能表明出血的风险增加。医生或药师是根据您检测的INR值来调整适合您的华法林剂量，以达到华法林安全的抗凝疗效。

113. 服用华法林期间怎样监测INR及调整剂量？

住院患者口服华法林2～3天后开始每日或隔日监测国际标准化比率（INR），直到INR达到治疗目标（2.0～3.0）并维持至少2天。此后，根据INR结果的稳定数天，可1周监测1次，根据情况可延长，出院后可每4周监测1次。INR如超过目标范围，可升高或降低原剂量的5%～20%，调整药物剂量至少3天后，重复上述步骤评估疗效。如INR一直稳定，偶尔波动且幅度不超过INR目标范围（2.0~3.0）上下0.5，可不必调整剂量，酌情复查INR（可数天或1～2周）。

114. 服用华法林期间，若INR超出目标范围该怎么处理？

在服用华法林期间，若国际标准化比率（INR）超出目标范围则提示患者出血风险增高，具体处理方法如下：

（1）对于口服华法林的患者，若偶尔一次INR测定超出目标范围（2.0~3.0）0.5以内（包括增高或降低），建议继续维持目前剂量，并在1～2周内复查。

（2）如果INR在4.5～10.0，无出血征象，应将药物减量，不建议常规应用维生素K。

（3）如果INR＞10.0，无出血征象，除将药物暂停使用外，可以口服维生素K。

（4）一旦发生出血事件，应立即停用华法林，并根据出血严重程度，可立即给予维生素K治疗，5～10 mg/次，建议静脉应用。除维生素K外，联合凝血酶原复合物浓缩物或新鲜冰冻血浆均可起到快速逆转抗凝的作用。

115. INR长期不达标该如何处理？

临床上对于华法林抗凝疗效的判定，是以凝血酶原时间国际标准化比值（INR）为标准。不同疾病有不同的目标 INR 值范围，即治疗窗。虽然华法林的疗效明确，但是由于其剂量范围（治疗窗）窄、个体剂量变异大，华法林的剂量调整尤为困难。且华法林受到食物的影响较大，剂量不易调整，故可能导致INR不达标；有条件可行遗传药理学基因检测从而指导华法林的初始剂量；有条件也可换用新型口服抗凝药进行抗凝治疗。

116. 口服华法林患者出院后注意事项有哪些？

（1）每天只能服用一次，最好是在晚上同一时间服药。

（2）为了方便监测，每次服用时需要记录华法林的服药剂量。

（3）忘记服药之后4小时内请当时补上，超过4小时请勿补服，第2天继续正常用药，不能因为忘记服药而在第2天加倍服药。如果连续两次没有服药，请及时与医生联系。

（4）不能随便增减、停服或更换抗凝药物。

（5）下列是一些严重的出血警告，一旦出现，请及时就诊：严重和长期的头痛，呕吐时出血，腹部膨胀，小便呈现红色或者大便呈现黑色的现象，严重的眼睛出血。

117. 服用华法林期间想外出旅游怎么办？

可以旅游，但必须做好以下几点：带上充足的药物；尽量每天同一时间服药；保持稳定的饮食；您去旅游前及结束后，及时监测PT和INR；避免长时间坐车等。

118. 服用华法林期间想怀孕怎么办？

华法林可能导致胎儿的生育缺陷，建议服用华法林期间采取避孕措施。如有生育计划或已孕，请及时与妇产科医生联系。

119. 什么是直接口服抗凝药？

直接口服抗凝药（DOACs）是指这类药物并非依赖于其他蛋白，而是直接抑制某一靶点产生抗凝作用，目前的DOACs主要包括直接Xa因子抑制剂与直接Ⅱa因子抑制剂两大类。

120. 直接口服抗凝药在肺血栓栓塞症治疗中的应用地位如何？

2018版中国《肺血栓栓塞症诊治与预防指南》增加了关于直接口服抗凝药（DOACs）治疗急性肺血栓栓塞症（PTE）的推荐意见：急性PTE的初始抗凝治疗推荐选用低分子肝素、普通肝素、磺达肝癸钠、负荷量的利伐沙班或阿哌沙班。

121. 直接口服抗凝药与华法林相比有哪些优点？

直接口服抗凝药（DOACs）和华法林均为口服抗凝药，在诸多临床试验中已显示DOACs诸多优点，如起效快，在1～4小时内达到最大抗凝活性；抗凝疗效确切，不劣于华法林，且脑出血等严重出血风险相比华法林更低；食物-药物/药物-药物相互作用较少，无须常规监测凝血功能；药代动力学和药效动力学稳定，抗凝效应与暴露剂量的增加成比例增强。可见，DOACs的出现为临床医生提供了更多适合个体患者需要的抗凝治疗选择。

122. 直接口服抗凝药的分类及作用机制是什么？

直接口服抗凝药（DOACs）主要包括直接Xa因子抑制剂与直接Ⅱa因子抑制剂，如下：

（1）直接Xa因子抑制剂：代表药物有利伐沙班、阿哌沙班和依度沙班等。其作用机制为选择性抑制位于凝血系统上游的凝血因子X，不影响体内现有的凝血酶水平，对基本的凝血过程影响较小，减少出血风险。

（2）直接凝血酶抑制剂：代表药物主要有达比加群酯。其作用机制为直接与凝血酶的活化位点结合抑制凝血酶，从而抑制纤维蛋白原转化为纤维蛋白，同时抑制活化因子Ⅴ、活化因子Ⅷ、活化因子Ⅸ、活化因子Ⅻ以及血小板激酶活化受体。

123. 直接口服抗凝药的具体使用方法是什么?

如果选用利伐沙班或阿哌沙班,在使用初期需给予负荷剂量(利伐沙班15mg,2次/天,3周;阿哌沙班10mg,2次/天,1周);如果选用依度沙班或达比加群酯,应先给予胃肠外抗凝药物5~14天。具体用法见表11。

表11　直接口服抗凝药物的特点及其在肺血栓栓塞症中的用法

药物	用法用量	肾脏清除
达比加群酯	胃肠外抗凝至少5天,达比加群酯150 mg,2次/天	++++
利伐沙班	利伐沙班15mg,2次/天×3周,后改为20mg,1次/天	++
阿哌沙班	阿哌沙班10mg,2次/天×7天,后改为5mg,2次/天	+
依度沙班	胃肠外抗凝至少5天,依度沙班60mg,1次/天	++

124. 利伐沙班的作用特点?

利伐沙班为新一代口服抗凝药物Xa因子直接抑制剂,可抑制游离和与纤维蛋白结合的活化Xa因子,口服后起效快,极少发生药物相互作用,生物利用度>80%,为双重途径排泄,66%经肾脏排泄,33%经肝脏代谢,极少数从粪便排出,故禁用于肌酐清除率<30ml/min的患者,肾功能损害不太严重的患者可应用,但适当减量。

125. 服用直接口服抗凝药发生出血事件该怎么办?

由于目前国内尚缺乏DOACs特异性拮抗剂,因此患者一旦发生出血事件,应立即停药,可考虑给予凝血酶原复合物、新鲜冰冻血浆等。

126. 哪些临床情况下直接口服抗凝药需被限制或禁忌使用?

(1)所有直接口服抗凝药(DOACs)均未被批准用于孕妇、婴儿和儿童。

(2)不推荐用于中重度二尖瓣狭窄和机械瓣膜置换术后的患者。

(3)在一些高血栓栓塞状态下(如恶性疾病和抗磷脂综合征)也不

推荐用DOACs。

（4）慢性肾功能疾病对DOACs使用具有很大影响，达比加群酯、利伐沙班、阿哌沙班和依度沙班分别约80%、33%、27%和50%经肾脏排泄，故在重度肾功能不全患者中不推荐使用DOACs。

127. 能否使用阿司匹林等抗血小板药物治疗静脉血栓栓塞症？

静脉血栓形成主要原因是静脉血流速度缓慢，静脉瓣瓣尖无滋养血管，靠静脉流动的血液获得氧气和营养，一旦血流停滞、缺氧即诱导瓣尖表达组织因子，激活凝血酶，促发血栓形成，对血小板的依赖程度低，抗血小板治疗并不能带来明确的益处，因此静脉系统血栓的防治以抗凝为主。

阿司匹林类抗血小板药物主要用于动脉系统血栓如脑血栓、冠脉血栓等，因为此类血栓主要发生在动脉粥样硬化基础上，其成分主要由血小板和少量纤维蛋白组成，故国际上一致认为阿司匹林类抗血小板药物达不到肺栓塞及深静脉血栓的抗凝要求，不能用于治疗静脉血栓栓塞症。

128. 急性肺血栓栓塞症抗凝治疗的标准疗程是多久？

2018版中国《肺血栓栓塞症诊治与预防指南》推荐，急性肺血栓栓塞症（PTE）抗凝治疗的标准疗程为至少3个月。

129. 急性肺血栓栓塞症抗凝疗程分为哪几个阶段？

急性肺血栓栓塞症抗凝疗程一般分为起始治疗、长期治疗和延展期治疗3个阶段：

起始治疗（5～10天）主要为降低病死率和早期复发率；长期治疗（3个月）主要为降低晚期复发率。有研究结果表明，与未治疗组相比，普通肝素治疗可降低急性肺栓塞患者2周病死率的100%。部分患者在3个月的抗凝治疗后，血栓危险因素持续存在，为降低其复发率，需要继续进行抗凝治疗，即延展期抗凝治疗。

130. 什么是延展期抗凝治疗？

部分静脉血栓栓塞症患者在经过3个月的标准抗凝治疗后，血栓危险因素持续存在，为降低其复发率，需要继续进行抗凝治疗，通常将3个月以后的抗凝治疗称为延展期抗凝治疗。

131. 哪些情况下需考虑延展期抗凝治疗？

延长抗凝疗程会增加出血风险，因此，急性肺血栓栓塞症（PTE）是否要进行延展期抗凝治疗，需充分考虑延长抗凝疗程的获益/风险比，如相关危险因素持续存在、活动期肿瘤、存在残余血栓及D-二聚体水平持续升高等，PTE复发风险进一步增加，延展期抗凝对于预防PTE复发具有重要意义。

132. 延展期抗凝治疗和初始抗凝治疗的药物一样吗？

延展期抗凝治疗的药物通常与初始抗凝药物一致，常用的药物有华法林、低分子肝素（LMWH）、直接口服抗凝药（DOACs）。

133. 什么是特发性肺血栓栓塞症？

部分肺血栓栓塞症（PTE）即使经充分评估仍找不到相关危险因素，通常称为特发性肺血栓栓塞症。对这部分患者应密切随访，需注意恶性肿瘤、风湿免疫性疾病、骨髓增殖性疾病等疾病的潜在可能。

134. 特发性肺血栓栓塞症的抗凝疗程是多久？

2018版中国《肺血栓栓塞症诊治与预防指南》推荐特发性肺血栓栓塞症（PTE）治疗3个月后，如果仍未发现确切危险因素，同时出血风险较低，推荐延长抗凝治疗时间，甚至终生抗凝；如出血风险高，建议根据临床情况，动态评估血栓复发与出血风险，以决定是否继续抗凝治疗。

135. 什么是偶然发现的肺血栓栓塞症?

偶然发现的肺血栓栓塞症(PTE)是指因其他原因(而不是疑诊肺血栓栓塞症)行影像学检查时发现的肺血栓栓塞症,常见于恶性肿瘤住院患者等。

136. 什么是亚段肺血栓栓塞症?

亚段肺血栓栓塞症是指发生在亚段肺动脉的血栓栓塞,可以有症状或无症状。

137. 偶然发现或亚段肺血栓栓塞症是否需要抗凝治疗?

目前对于偶然发现的或亚段肺血栓栓塞症患者是否需要进行抗凝治疗尚存争议,但大多数专家认为偶然发现的或亚段肺血栓栓塞症若合并肿瘤或其他静脉血栓栓塞症复发或进展的危险因素,建议给予至少3个月的抗凝治疗,治疗方案与急性肺血栓栓塞症的方案相同。

138. 静脉血栓栓塞症进展或复发的危险因素有哪些?

静脉血栓栓塞症(VTE)进展或复发的危险因素常见有:住院、制动、活动期肿瘤(尤其是出现转移或化疗阶段)、持续存在的VTE相关危险因素、不能用其他原因解释的心肺功能下降或有显著的症状。

139. 怎样判断静脉血栓栓塞症是否复发?

抗凝治疗过程中或停止抗凝后,若通过影像学检查在原先无栓塞的深静脉或肺动脉检测到新的血栓,或在发现血栓原有基础上有所延展,则需考虑静脉血栓栓塞症(VTE)复发。

140. 静脉血栓栓塞症复发的原因主要有哪些?

如抗凝过程中出现静脉血栓栓塞症(VTE)复发,复发原因主要从以下两方面考虑:

（1）患者内在因素，如合并恶性肿瘤、抗磷脂综合征、遗传性易栓症等。

（2）治疗相关的因素，如抗凝药物剂量不足、未遵循医嘱用药、擅自减量或停药、同时口服影响抗凝药物效果的其他药物等。

141. 抗凝治疗过程中出现静脉血栓栓塞症复发该怎样处理？

抗凝治疗期间出现静脉血栓栓塞症（VTE）复发，建议首先积极寻找复发原因，首先注意是否存在抗凝治疗不规范，如抗凝治疗方案不正确、药物剂量不足等；如排除以上因素后，当出现无法解释的复发性VTE时，应评估患者是否存在潜在的疾病。如使用口服抗凝药物治疗过程中出现VTE复发，建议暂时转换为低分子肝素（LMWH）治疗；如接受长期LMWH抗凝治疗过程中出现VTE复发，建议将原来应用的LMWH增加1/4～1/3剂量。

（李凡敏、魏海龙、游曼清）

第三节　溶栓治疗

142. 溶栓治疗的作用机制是什么？

溶栓治疗是急性肺血栓栓塞症的重要治疗措施，其作用机制如下：

（1）溶栓疗法可使肺动脉内血栓溶解，改善肺组织血流灌注，逆转右心功能不全，改善肺毛细血管血流量。

（2）溶栓最主要的目的是迅速降低肺动脉压力，改善右心功能；减少或消除对左室舒张的影响，改善左室功能，可使心源性休克逆转，降低病死率。

（3）溶栓可改善肺组织灌注，预防慢性肺动脉高压的形成，改善生活质量和远期预后。

（4）溶解深静脉系统的血栓，可减少栓子来源，减少栓塞复发和由此导致的慢性血栓栓塞性肺动脉高压的发生。

（5）溶栓还可通过迅速减少或消除血栓负荷，减少不良体液反应对肺血管和气道的作用。

总之，溶栓疗法的根本目的不在于使栓子溶解了多少，至关重要的是栓子溶解的速度，确切地讲是改善血流动力学的速度。

143. 溶栓治疗有哪些优点？

在治疗肺血栓栓塞症时，溶栓治疗实际上能够溶解血栓，因而比单纯抗凝治疗有以下潜在的优越性，如下：

（1）溶栓治疗能迅速溶解血栓并尽快改善肺循环灌注，使血流动力学和气体交换得以改善。

（2）溶栓治疗也能够溶解深静脉血栓，故能明显减少肺栓塞的复发。

（3）由于能迅速和完全使血栓溶解，因而可防止慢性血管阻塞的发生并降低肺动脉高压的发生率。

（4）溶栓治疗能降低肺栓塞患者的死亡率。

144. 溶栓治疗是急性肺血栓栓塞症的首选治疗方法吗？

溶栓治疗是急性肺血栓栓塞症（PTE）的重要治疗措施但不是主要治疗措施，临床上绝大多数PTE患者均为非高危（即低中危）型，这类患者血流动力学一般相对稳定，无明显血压下降或休克表现，单纯抗凝即可取得良好的治疗效果。只有少数血流动力学不稳定的急性PTE患者才需要溶栓治疗，而且溶栓的出血风险远高于抗凝，所以溶栓治疗并不是急性PTE的首选治疗方法。

145. 溶栓治疗在肺血栓栓塞症治疗中临床应用价值如何？

溶栓治疗可迅速溶解部分或全部血栓，恢复肺组织再灌注，减小肺动脉阻力，降低肺动脉压，改善右心室功能，减少严重肺血栓栓塞症（PTE）患者的病死率。但溶栓治疗不能改变机体的易栓状态，随着药物的代谢、清除，血栓会再次出现，导致疾病复发。如果连续给予溶栓药物治疗，可引起纤溶亢进和凝血因子消耗，导致类似弥漫性血管内凝血（DIC）的病理生理改变。因此，溶栓治疗不能成为PTE的基础治疗方法，应序贯抗凝治疗。

146. 溶栓治疗的适应证有哪些？

2018版中国《肺血栓栓塞症诊治与预防指南》推荐，急性高危PTE，如无溶栓禁忌证，需尽快进行溶栓治疗。

溶栓治疗指征：急性PTE所致低血压者（体循环收缩压<90mmHg），或者是经抗凝治疗后仍有高度可能病情恶化且出血风险较低者需进行溶栓治疗。

147. 溶栓治疗的禁忌证有哪些？

足量系统溶栓治疗可以阻止潜在的危及生命的血流动力学失代偿，但这一优势又因出血性脑卒中及颅内出血的大出血风险增加而大打折扣，因此溶栓治疗需要掌握禁忌证。

溶栓治疗的禁忌证分为绝对禁忌证和相对禁忌证，如表12所示，但对于致命性高危PTE，绝对禁忌证亦被视为相对禁忌证。

表12 溶栓治疗的禁忌证

绝对禁忌证	相对禁忌证
结构性颅内疾病	收缩压 > 180 mmHg
出血性脑卒中病史	舒张压 > 110 mmHg
3个月内缺血性脑卒中	近期非颅内出血
活动性出血	近期侵入性操作
近期脑或脊髓手术	近期手术

续表

绝对禁忌证	相对禁忌证
近期头部骨折性外伤或头部损伤	3个月以上缺血性脑卒中
出血倾向(自发性出血)	口服抗凝药物治疗(如华法林)
	创伤性心肺复苏
	心包炎或心包积液
	糖尿病视网膜病变
	妊娠
	年龄 > 75岁

148. 溶栓治疗的时间窗是多久?

既往主张溶栓治疗在肺血栓栓塞症发生后5天之内进行,现认为,溶栓治疗可将溶栓时间延长到肺血栓栓塞症症状发生后14天之内进行。但是,24小时内溶栓治疗时:86%的肺栓塞患者,其肺血管灌注可平均增加16%;如肺血栓栓塞症发生6天后,溶栓治疗仅能使69%的患者肺血管灌注平均改善8%。总之,肺血栓栓塞症的溶栓治疗应在诊断明确后,越早进行效果越好。

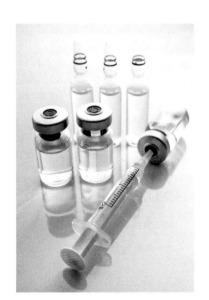

149. 常用的溶栓药物及作用机制是什么?

常用的溶栓药物有尿激酶(UK)、链激酶(SK)和重组组织型纤溶酶原激活剂(rt-PA),这3种药物均可直接或间接地将血浆纤溶酶原激活为纤溶酶,纤溶酶快速地溶解纤维蛋白,使血栓溶解；还可通过分裂纤维蛋白原和纯化凝血因子Ⅱ、凝血因子Ⅴ及凝血因子Ⅷ，阻碍血液凝固，激活机体纤溶系统；并可通过抑制纤维蛋白原转化为纤维蛋白和干扰纤维蛋白聚集，阻碍纤维蛋白和纤溶降解产物的再聚集及凝血。

150. 链激酶及其临床特点是什么？

链激酶（SK）是一种溶血性链球菌合成的蛋白水解酶，其自身不是纤溶酶原激活剂，但可快速结合循环系统中的游离纤溶酶原或纤溶酶，从而启动纤溶系统溶解血栓，是机体内纤维蛋白溶酶原最有效的激活剂之一。

SK的优点是有效、廉价，但由于该酶产自于链球菌，所以具有一定的抗原性，易产生过敏反应。该酶可产生纤溶亢进而增加出血的危险。这些限制了SK的临床应用。

151. 尿激酶及其临床特点是什么？

尿激酶（UK）是从人尿中提取的一种丝氨酸蛋白酶，可直接作用于内源性纤维蛋白溶解系统，裂解纤溶酶原为纤溶酶，而纤溶酶不仅能降解纤维蛋白凝块，也能降解纤维蛋白原、凝血因子Ⅴ和Ⅷ，抑制二磷酸腺苷（ADP）诱导的血小板聚集，从而发挥溶栓及预防血栓形成的作用。

UK是临床上应用最广泛的溶栓药。其半衰期约为15分钟，主要在肝脏代谢。UK无抗原性，可重复应用，溶解新鲜血栓快速。但同SK一样，UK也可引起全身纤溶系统亢进，导致出血并发症的发生。

152. 重组组织型纤溶酶原激活剂及其临床特点是什么？

重组组织型纤溶酶原激活剂（rt-PA）是一种丝氨酸蛋白酶，它可以将纤溶蛋白酶原转化为纤溶蛋白酶，从而促进纤维蛋白溶解。

rt-PA对血栓的靶位溶解较强，全身溶解较少，对纤维蛋白更具有特异性，因此较UK起效快、出血发生率低，安全性高，但价格昂贵。

153. 急性肺血栓栓塞症的最佳溶栓方案是什么？

据研究显示，目前我国急性肺血栓栓塞症（PTE）最佳溶栓方案是尿激酶2万U/kg及重组组织型纤溶酶原激活剂50mg静脉滴注2小时溶栓方案。具体使用方法见表13。

表13　溶栓药物使用方法

药物	方案
链激酶	①负荷量25万U，静脉注射30分钟,继以10万U/h持续静脉滴注12~24小时；②快速给药：150万U持续静脉滴注2小时
尿激酶	①负荷量4 400 U/kg,静脉注射10分钟，继以2 200U/（kg·h）持续静脉滴注12小时；②快速给药：2万U/kg持续静脉滴注2小时
rt-PA	50mg持续静脉滴注2小时

154. 溶栓治疗过程中的注意事项有哪些？

（1）溶栓应尽可能在肺血栓栓塞症（PTE）确诊的前提下进行，对有溶栓指征的病例宜尽早开始溶栓。

（2）溶栓前宜留置外周静脉套管针，以方便溶栓过程中取血监测，避免反复穿刺血管。

（3）溶栓前应常规检查：血常规、血型、肝功能、肾功能、动脉血气、APTT、纤维蛋白原、超声心动图、心电图等作为基线资料，与溶栓后资料对比以判断溶栓疗效。

（4）用药前应充分评估出血风险，必要时应备血，做好输血准备。

（5）应用链激酶或尿激酶溶栓治疗过程中应停用普通肝素，在用rt-PA时可继续用普通肝素。

（6）溶栓后每半小时做一次心电图，复查动脉血气分析，严密监测生命体征。

155. 溶栓治疗结束后是否需要抗凝治疗？

需要！溶栓治疗不能改变机体的易栓状态，随着药物的代谢、清除，血栓会再次出现，导致疾病复发，故溶栓治疗完成后，整个治疗并未结束，应每2～4小时测定1次APTT，当其水平<正常值的2倍，即应重新开始规范的抗凝治疗。考虑到溶栓相关的出血风险，溶栓治疗结束后，可先应用普通肝素（UFH）抗凝，然后再切换到低分子肝素（LMWH）、磺达肝癸钠或利伐沙班等，更为安全。

156. 对于急性中危肺血栓栓塞症患者是选择抗凝治疗还是溶栓治疗？

目前针对急性低危、高危肺血栓栓塞症（PTE）患者的治疗策略较为明确，但对急性中危PTE患者的治疗方案，抗凝还是溶栓尚存在争议。主张溶栓者认为急性中危PTE患者的主要死因是右心室负荷过重引起的右心衰竭，溶栓能迅速降低右心室后负荷，改善右心功能，防治循环衰竭和减少死亡，减少慢性血栓栓塞性肺动脉高压（CTEPH）和复发性PTE。反对溶栓者认为，溶栓剂改善血流动力学的持续时间有限，多数患者经过数天单纯抗凝治疗后也可出现等同于溶栓治疗的效果，且出血风险较溶栓组明显降低。

2018版中国《肺血栓栓塞症诊治与预防指南》推荐，急性中高危PTE患者，建议先给予抗凝治疗，并密切观察病情变化，一旦出现临床恶化，且无溶栓禁忌，建议给予溶栓治疗。

157. 临床恶化标准是什么？

临床恶化的标准包括：在治疗和观察过程中出现低血压、休克；或尚未进展至低血压、休克，但出现心肺功能恶化，如症状加重、生命体征恶化、组织缺氧、严重低氧血症、心脏生物标志物升高等。

158. 合并严重低氧血症是否为急性肺血栓栓塞症的溶栓指征？

急性肺血栓栓塞症（PTE）对呼吸系统和循环系统均有影响，急性PTE患者76%合并低氧血症，而肺血管床堵塞15%～20%即可出现氧分压降低。呼吸功能不全主要是血流动力学改变所致。2018版中国《肺血栓栓塞症诊治与预防指南》推荐，高危PTE患者建议再灌注治疗，首选溶栓；低危患者建议抗凝，不宜溶栓；而中危患者合并不良预后表现，即新出现的血流动力学不稳定、恶化的呼吸功能不全、严重的右心功能不全或心肌坏死，且低出血风险的患者可进行溶栓治疗。其中，呼吸功能不全包括低氧血症和呼吸困难，故面对合并低氧血症的急性PTE患者，特别是存在心脏、呼吸系统基础疾病，心肺功能代偿能力下降的患者，要全面分析其发生低氧血症的可能原因，评估出血风险，在处理上既要遵循临床指南，又要密切结合临床实践。

159. 患者突然发生休克或心脏骤停，是否需要溶栓治疗？

临床上可能会遇到一些棘手的问题，如患者突发心脏骤停，在心肺复苏过程中我们是否应该溶栓治疗，一项大型研究提示院外心脏骤停患者溶栓治疗并不能改善临床结局，因此，对于心脏骤停患者不进行常规溶栓治疗，而是充分利用超声等措施评估肺栓塞可能性，当高度疑诊为肺血栓栓塞症（PTE）所致，对于此类患者可考虑溶栓治疗。

160. 临床高度疑诊肺血栓栓塞症的心脏骤停患者溶栓的理论依据是什么？

心脏骤停患者溶栓应谨慎，但如果患者高度疑似或者诊断肺血栓栓塞症，溶栓治疗可能带来益处。TROICA研究中，37例高度怀疑肺血栓栓塞症患者中，15例患者进行溶栓治疗，其中存活2例，而对照组无一例生存。后续的前瞻及回顾研究也提示对于高度疑诊肺血栓栓塞症的心脏骤停患者溶栓治疗可能提高生存率。因此，对于不明原因心脏骤停的患者，特别是院内患者，需积极评估肺血栓栓塞症的可能性，必要时进行溶栓治疗。

161. 急性肺血栓栓塞症溶栓治疗失败后怎么办？

对于高危肺血栓栓塞症（PTE），主要治疗手段为溶栓药物治疗，其能快速溶解阻塞肺动脉的血栓、缓解血流动力学不稳定。国内外研究显示，经过CTPA或V/Q显像或床旁心脏彩超证实溶栓后PTE复发的概率可达2%～8.2%。

临床上对于初次溶栓治疗无反应，特别是肺动脉主干或主要分支被栓子阻塞的，仍然有血流动力学不稳定和右心功能不全者，目前多推荐介入治疗、外科肺动脉血栓摘除术或经静脉导管碎解和抽取血栓，其病死率和PTE复发率均低于二次溶栓治疗。二次溶栓的安全性主要是大出血风险问题，在考虑评估风险/效益比和决策过程中，选择二次溶栓必须审慎，需结合血栓形态、右心功能及患者年龄、起始溶栓后出血等情况综合考虑。

（严郁、蒲强红、江国强）

第四节　介入和手术治疗

162. 急性肺血栓栓塞症经导管介入治疗的理论基础是什么？

远端肺小动脉的总横截面积是中心肺动脉的4倍多，外周肺血管床的容量是中心肺动脉的2倍多。介入治疗可将栓子吸出或变成碎块而使其进入远端肺动脉，从而开放中心肺动脉，迅速降低肺动脉阻力，明显增加总的肺血流，改善心肺的血流动力学状况及右心室功能，从而改善症状和生存率。

163. 急性肺血栓栓塞症实施介入治疗的目标是什么？

以导管为基础的介入治疗目标包括：

（1）迅速降低肺动脉压、右心室压力及肺血管阻力（PVR）。

（2）增加全身血流灌注。

（3）促进右心室功能的恢复。

164. 急性肺血栓栓塞症什么情况下需考虑介入治疗？

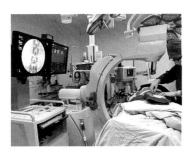

图23　急性肺血栓栓塞症介入治疗

2018版中国《肺血栓栓塞症诊治与预防指南》推荐急性高危肺血栓栓塞症（PTE）或伴临床恶化的中危PTE，若有肺动脉主干或主要分支血栓，并存在高出血风险或溶栓禁忌，或经溶栓或积极的内科治疗无效，在具备介入专业技术和条件的情况下，可行经皮导管介入治疗。但从病理生理机制可见，介入治疗不能改变机体的易栓状态，而且手术本身造成的血管损伤，更易导致血栓再次形成，因此，介入治疗不能成为PTE的基础治疗方法，应序贯抗凝治疗。

165. 肺血栓栓塞症介入治疗的主要方法有哪些？

肺血栓栓塞症介入治疗主要是指经导管直接将溶栓药物导入栓塞局部溶栓（CDT），伴或不伴导管机械碎解和抽吸血栓，或者超声辅助溶栓（USAT）。

166. 肺血栓栓塞症介入治疗的并发症有哪些？

肺血栓栓塞症介入治疗的并发症主要包括远端栓塞、新发肺栓塞（腔静脉血栓脱落）、肺动脉穿孔、心包填塞、心脏传导阻滞或心动过缓、恶性心律失常、出血（颅内、消化道出血）、肾功能不全以及穿刺相关并发症。故只有熟练掌握介入操作技术的术者方可进行肺血栓栓塞症（PTE）的导管介入治疗。干预者必须熟练掌握心源性休克、缓慢性心律失常、抗凝和心脏压塞的处理措施。

167. 什么时候可考虑肺动脉血栓切除术？

对大多数肺血栓栓塞症（PTE），不推荐常规进行肺动脉血栓切除术，多为全身溶栓的替代补救措施。如急性高危PTE患者，有肺动脉主干或主要分支血栓，如存在溶栓禁忌、溶栓治疗或介入治疗失败、其他内科治疗无效，在具备外科专业技术和条件的情况下，可考虑行肺动脉血栓切除术。

需注意的是，从PTE病理生理机制可知，外科手术不能改变机体的易栓状态，而且手术本身易造成血管壁损伤，导致血栓的再次出现，故手术治疗不能成为PTE基础治疗方法，必须序贯抗凝治疗。

168.什么情况下急性肺血栓栓塞症患者需考虑放置下腔静脉滤器？

2018版中国《肺血栓栓塞症诊治与预防指南》推荐，已接受抗凝治疗的急性肺血栓栓塞症（PTE）患者，不推荐放置下腔静脉滤器。但对于有抗凝禁忌的急性PTE患者，为防止下肢深静脉大块血栓再次脱落阻塞肺动脉，可考虑放置下腔静脉滤器，建议应用可回收滤器，通常在2周之内取出。

（易群、罗伟、俞慎林）

‖ 第三章 ‖　特殊情况下静脉血栓栓塞症的处理方法

第一节　恶性肿瘤

169. 恶性肿瘤患者容易发生静脉血栓栓塞症吗？

肿瘤患者是静脉血栓栓塞症（VTE）发生的高危人群。国外循证医学研究发现，在肿瘤患者中VTE风险升高4.1倍，在所有VTE患者中，肿瘤患者占20%。VTE是肿瘤的重要并发症之一，也是导致肿瘤患者死亡的原因之一。据美国调查资料显示，每年新诊断的VTE病例约有50万例，其中1/5的病例与恶性肿瘤相关。高达60%的恶性肿瘤患者将发生VTE，其发生率达4%～20%，是非肿瘤人群的4～7倍。

170. 为什么肿瘤患者易患静脉血栓栓塞症？

目前，肿瘤中血栓形成的病理生理学尚不明确，但引起血栓形成的诸多危险因素仍可以归结为经典的Virchow三要素：即血管内皮损伤、血流瘀滞和血液高凝状态。

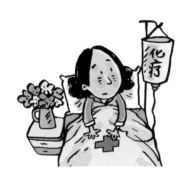

其中，血管内皮损伤常见于肿瘤细胞的直接浸润、化疗所致血管内皮损伤和长期使用中心静脉导管；血流瘀滞常见于长期卧床和肿瘤对血管的压迫；血液高凝状态常见于肿瘤促凝物质和细胞因子的释放、内皮细胞的防御机制受损和抗凝抑制剂减少及增加肿瘤细胞之间黏附作用。可见，肿瘤相关性VTE有其自身的特点，有别于其他血栓形成病因，这也是恶性肿瘤患者易患VTE的主要原因。

171. 肿瘤相关静脉血栓栓塞症的发病机制是什么？

肿瘤相关静脉血栓栓塞症（TAVTE）指恶性肿瘤患者合并静脉血栓栓塞症（VTE）。

肿瘤相关静脉血栓栓塞症的发病机制复杂，至今尚未完全明确。目前认为肿瘤细胞可通过表达促凝蛋白、释放促炎因子、打破纤溶系统的平衡等多种途径导致血栓形成。这种作用产生的机制可能包括肿瘤产生的黏蛋白、接触组织因子、接触微粒、半胱氨酸蛋白酶导致凝血酶形成和局部缺氧等。新近研究表明，某些原癌基因及抑癌基因也参与肿瘤相关静脉血栓栓塞症的发病。

172. 血栓形成对恶性肿瘤有影响吗？

恶性肿瘤可引起静脉血栓形成，而血栓可进一步促进肿瘤的生长和转移，形成相互作用的恶性循环，严重影响肿瘤患者的生活质量，死亡率和致残率升高。有研究表明，高凝状态下的多种物质可刺激肿瘤血管的形成，促进肿瘤的生长；血小板微血栓的形成有利于肿瘤细胞生长；纤维蛋白能促进血管形成，从而有利于肿瘤生长和扩散。Sorensen等研究发现，恶性肿瘤合并VTE的患者1年生存率仅为12%。在发生VTE同时诊断肿瘤，或者发生VTE1年内确诊的患者，其死亡率增加3倍。

173. 恶性肿瘤合并肺血栓栓塞症怎样选择抗凝药物？

恶性肿瘤合并肺血栓栓塞症（PTE），在急性期应选择LMWH抗凝3～6个月。研究发现与肝素重叠应用华法林相比，应用LMWH抗凝3～6个月，显著降低VTE复发风险，而出血风险并不增加；此外，在恶性肿瘤的活动期，化疗时相关药物的应用，影响了华法林疗效和胃肠道吸收。

近年，美国国立综合癌症网络（NCCN）、美国临床肿瘤协会（ASCO）和国际血栓与止血学会（ISTH）相关指南亦推荐口服直接Xa因子抑制剂利伐沙班作为TAVTE抗凝治疗的首选单药治疗方案之一，因其具有治疗窗宽，无须常规凝血功能监测等优势，从急性期即可开始使用。但

直接口服抗凝药物在TAVTE中的应用还需要进一步研究明确。

174. 恶性肿瘤合并肺血栓栓塞症的抗凝疗程是多久？

恶性肿瘤合并肺血栓栓塞症（PTE），在急性期应选择LMWH抗凝3~6个月。急性期抗凝治疗结束后，需权衡血栓复发风险和出血风险，评估是否需要长期甚至终生抗凝，如活动期恶性肿瘤合并PTE，在抗凝治疗3个月后，如出血风险不高，建议延长抗凝时间，甚至终生抗凝。

（易群、李凡敏、易茜）

第二节　妊娠合并PTE

175. 什么是围生期？

围生期也叫围产期，是指怀孕后期至新生儿出生后的一段时间，通常指怀孕28周至新生儿出生后1周的时间。

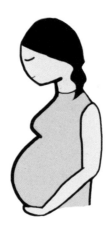

176.围生期容易发生静脉血栓栓塞症吗?

由于生理性的高凝状态以及其他一些因素，如高龄、血栓病史、易栓症（包括遗传性和获得性）的影响，围产期妇女发生血栓性疾病的风险较非孕妇女显著增加，是同龄妇女的5倍，约50%的病例发生在怀孕的20周。其中80%为静脉血栓性疾病，其发病率为0.49‰～1.72‰。产褥期是静脉血栓发生的另一个高峰，产褥期的发病风险为妊娠期的2.5倍，且80%发生于产后3周内。在欧美发达国家，围生期的静脉血栓栓塞症是继妊娠高血压、感染性疾病之后，孕产妇第三位的妊娠相关死亡原因。

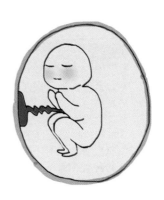

177.为什么妊娠期易患静脉血栓栓塞症?

妊娠期是一个特殊的时期，诸多因素导致静脉血栓栓塞症（VTE）风险随之增加，亦离不开血栓形成的Virchow三要素。

妊娠早期其生理已发生改变，雌激素水平升高，静脉平滑肌松弛，血流缓慢，同时诱导肝脏合成大量凝血因子，形成血液的生理性高凝状态；活化蛋白C（APC）与蛋白S活性降低，抗凝血酶减少，组织纤维蛋白溶酶原活化剂减少等引起机体纤溶系统活性降低；另外，妊娠期增大的子宫对静脉系统（主要为髂静脉和下腔静脉）的压迫，造成静脉回流障碍；分娩过程尤其剖宫产手术或产钳助产造成血管损伤。以上因素均为妊娠期易患VTE的主要原因。

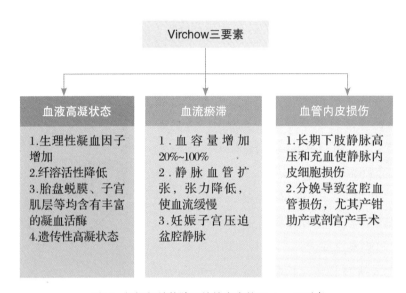

图24　妊娠相关静脉血栓栓塞症的Virchow三要素

178. 妊娠相关静脉血栓栓塞症的高危因素有哪些?

血栓病史是妊娠期血栓性疾病首位危险因素,其次是易栓症。曾在妊娠期和(或)产后发生静脉血栓性疾病的妇女中,有20%~50%存在易栓症,获得性和遗传性易栓症均增加患静脉血栓性疾病的风险。

其中,遗传性易栓症相关的血栓形成因素包括抗凝血酶缺乏、蛋白S缺乏、遗传性凝血因子V基因突变、凝血酶基因G20210A突变、活化蛋白C(APC)抵抗、抗磷脂综合征等。获得性易栓症的高危因素主要包括静脉血栓病史、肥胖、年龄≥35岁、多产、长期卧床、吸烟、心脏疾病、系统性红斑狼疮、子痫前期、癌症和炎症性疾病等。

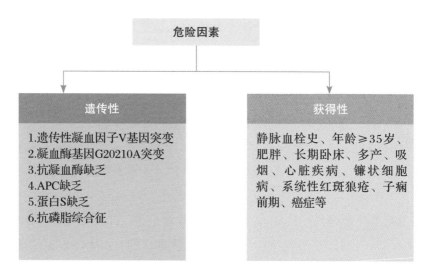

图25　妊娠期发生静脉血栓栓塞症的相关危险因素

179. 妊娠期静脉血栓栓塞症的特点是什么？

（1）妊娠期妇女发生静脉血栓栓塞症（VTE）时，临床表现与普通患者类似，都可能出现患肢肿胀、疼痛和压痛、浅静脉曲张，严重时甚至出现股青肿和股白肿。

（2）妊娠期的VTE确诊率明显低于普通患者，其原因为DVT及PTE的临床症状如小腿部肿胀、心悸、气促、呼吸困难在正常孕妇中也经常存在，因此往往被忽视。

（3）处于妊娠期的妇女，检查、治疗手段也存在诸多限制。

（4）轻视、忽视甚至误诊的结果，严重威胁着母婴安全。

180. 妊娠期静脉血栓的好发于哪些部位？

妊娠期血栓中20%为动脉血栓，80%为静脉血栓。约有80%的静脉血栓形成于下肢和盆腔的深静脉。在深静脉血栓中，以下肢深静脉血栓形成最为多见，且大多数发生于左侧肢体近端，其中60%发生在左侧髂总静脉。其原因可能是左侧髂总静脉走行于第五腰椎和左侧髂动脉之间，孕期子宫位置左旋，使左侧髂总静脉狭窄、血流速度减慢，容易形成静脉血栓。

181. D-二聚体在妊娠期静脉血栓栓塞症的诊断价值？

妊娠期间D-二聚体水平常出现生理性增高（假阳性），且与妊娠时间呈正相关。一项研究表明，25%的孕妇孕13～20周血中D-二聚体水平测定大于0.5mg/L，所有孕妇孕36周后D-二聚体大于0.5mg/L，单纯D-二聚体升高不具有诊断价值，但阴性仍具有排除诊断价值。2018版中国《肺血栓栓塞症诊治与预防指南》推荐：妊娠期疑诊急性PTE，建议行D-二聚体检测，若阴性可基本除外急性PTE。当血D-二聚体水平测定大于0.5mg/L时，可进行静脉彩超检查以进一步明确诊断。

182. 下肢血管彩超在妊娠期DVT的诊断价值如何？

妊娠期深静脉血栓形成（DVT）最常发生于腓肠肌静脉或髂静脉，由于妊娠后期下肢肿胀很常见，DVT的症状与体征常难以发现，故需要通过下肢多普勒超声检查来诊断。

若症状或体征提示新发深静脉血栓，首选的检查是对近端静脉行加压超声检查，加压超声检查下肢DVT的敏感性为95%，特异性为98%，结果异常的阳性预计值为94%。一旦超声发现DVT，结合临床表现，即可按照VTE进行处理，无须进行肺V/Q显像或CTPA检查。

183. 为什么妊娠期确诊肺血栓栓塞症优先选择肺V/Q显像？

2018版中国《肺血栓栓塞症诊治与预防指南》推荐确诊肺血栓栓塞症（PTE）的首选检查为CT肺动脉造影（CTPA），但对于妊娠妇女需要平衡潜在的致死性风险和放射暴露带来的损

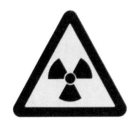

伤。肺V/Q显像和CTPA对胎儿的放射暴露为1~2mSv，但CTPA对孕妇乳腺组织的放射暴露高达10~70mSv，为肺V/Q显像的35倍，会增加孕妇的乳腺癌风险。此外，CTPA检查所需要的碘造影剂可以诱发胎儿甲状腺功能减低，所以诊断妊娠合并PTE优先选择肺V/Q显像。

184. 妊娠期静脉血栓栓塞症怎么选择抗凝药物？

妊娠期静脉血栓栓塞症（VTE）的基础治疗是肝素抗凝，因为肝素不能穿过胎盘，也不会随乳汁大量分泌。2018版中国《肺血栓栓塞症诊治与预防指南》推荐，妊娠期间初始抗凝治疗首选皮下注射低分子肝素（LMWH），并根据体质量调节剂量；虽然应用普通肝素要求监测APTT，且长期应用更可能引起骨质疏松，但其在妊娠患者并不是禁忌。

185. 妊娠期静脉血栓栓塞症哪些抗凝药物不宜使用？

妊娠期静脉血栓栓塞症（VTE）抗凝药物选择除考虑对孕妇的影响，还需顾及胎儿的安全。妊娠期禁止使用华法林，因为华法林可能会导致胎儿中枢神经系统异常；妊娠早期有致畸风险；妊娠晚期可导致胎儿或新生儿出血以及胎盘早剥。磺达肝癸钠不应用于妊娠患者，因为缺乏相关的数据，新型口服抗凝药亦不推荐使用。

186. 妊娠期静脉血栓栓塞症肝素抗凝治疗要点是什么？

（1）2018版中国《肺血栓栓塞症诊治与预防指南》推荐妊娠期间初始抗凝治疗首选皮下注射LMWH，但对于出血高风险或者严重肾功能不全（Scr<30ml/min）的静脉血栓栓塞症（VTE）患者可考虑使用普通肝素。

（2）孕妇在使用LMWH维持抗凝时，一旦出现分娩阵痛，停止使用LMWH；择期剖宫产或诱导分娩，计划分娩前24小时停止使用LMWH；局部麻醉前要求停用LWMH 24小时以上。

（3）脊髓麻醉或硬膜外导管去除后4小时内不使用LMWH，在LMWH最近使用的12小时内不去除硬膜外导管。

（4）肝素治疗应在剖宫产后12小时或阴道分娩6小时后重新开始使用，但前提是没有发生显著的出血。

（5）对于一过性VTE危险因素的妊娠妇女，抗凝总疗程至少3个月，且至少用至产后6周。对于VTE危险因素持续存在的患者，需要更长的治疗时间。

187.产后可否使用华法林抗凝治疗？

虽然妊娠期禁止使用华法林，但产后可以使用华法林，因为华法林不经过乳汁代谢，产后可给予LMWH重叠华法林，INR达标后（2.0～3.0），可停用LMWH，单独使用华法林继续抗凝治疗。

188.妊娠期抗凝治疗的并发症有哪些？

妊娠期是一个特殊的时期，其抗凝治疗的并发症主要涉及孕妇和胎儿两方面，孕妇相关并发症主要有出血、肝素诱导血小板减少症、瘀伤、肝素相关骨质疏松，以及肝素相关的过敏性皮炎等；而胎儿相关并发症主要有胎儿出血、先天性畸形等。

189.妊娠期可否行溶栓治疗？

鉴于出血风险及胎儿的影响，妊娠合并肺血栓栓塞症（PTE）溶栓应极其慎重，除非孕妇发生危及生命的高危PTE，否则不建议常规应用。药物选择方面，链激酶极少量可通过胎盘，而尿激酶、重组组织型纤溶酶原激活剂（rt-PA）不能通过胎盘。溶栓治疗还应注意其并发症，如孕妇出血、胎盘早剥、早产和死胎等。

190.妊娠期深静脉血栓形成需常规放置下腔静脉滤器吗？

下腔静脉滤器（IVCF）本身对血栓无治疗作用，有助防范致死性肺血栓栓塞症（PTE）。但因为严格的抗凝治疗即可有效降低PTE发生率，以及孕期或长期放置IVCF可能出现的并发症（致畸、滤器变形移位等），并不主张常规放置。孕晚期发生DVT，抗凝治疗疗程不足者，抗凝期间仍出现PTE，可考虑在产前放置临时性下腔静脉滤器，PTE发生风险减低后再取出滤器，可降低孕产妇PTE的死亡率。

191. 妊娠期怎样有效预防静脉血栓栓塞症？

（1）对有高危因素的孕产妇，要注意去除病因；对有遗传性高凝状态的孕妇，推荐妊娠及产褥期全程预防性抗凝治疗。

（2）加强孕期管理，纠正不良饮食习惯、适当运动，避免体重过快增长。

（3）对妊娠呕吐或其他疾病造成失水，及时补液，避免血液浓缩。

（4）孕期腹压增高时，可穿着孕妇专用的弹力袜。

（5）产后尽早下地活动，避免长期卧床。

（6）出现疑似VTE症状，及时检查，早发现早治疗。

192. 产褥期怎样有效预防静脉血栓栓塞症？

受传统坐月子观念影响，很多产妇产后经常久卧在床或者久坐不动，另外，产妇过度营养也不科学，如果产后过度进食高热量、高脂的食物，会使血液黏稠度增高，容易导致下肢深静脉血栓的形成。

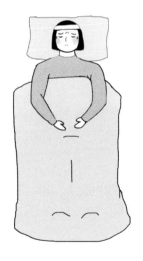

所以孕妇生产之后，应改变传统的"坐月子"方式：

（1）避免久坐久卧，产后应尽早下地活动，如果行动不便，也要经常在床上活动活动自己的下肢，避免发生静脉血栓。

（2）应鼓励产妇多饮水，进食低糖、高纤维素、高蛋白、高钙、含适量脂肪的饮食。

（3）有计划地进行早期活动、康复操锻炼。

（4）如果产妇出现下肢肿胀、疼痛时，千万不能大意，不要随意按摩挤压患肢，要及时去医院就诊，预防严重并发症的发生。

（吕秋菊、许洪梅）

第三节　活动性出血

193. 抗凝相关出血及其分类有哪些?

任何抗凝治疗都有潜在的出血风险，出血亦是抗凝治疗的常见并发症。

基于出血的严重程度将出血分为：大出血（MB）、临床相关非大出血（CRNMB）及小出血（见表14）。IMPROVE研究显示预防性抗凝治疗的住院患者14天MB和CRNMB发生率分别为1.2%和2.1%，国内报道肺栓塞患者抗凝治疗3个月的MB和CRNMB发生率分别为3.0%和14.0%。

表14　活动性出血分类及定义

活动性出血	具体表现
大出血	①致死性出血；②某些重要部位或器官的出血，如颅内、脊柱内、腹膜后、关节内、心包等，以及因出血引起的骨筋膜室综合征；③出血导致血流动力学不稳定，和（或）在24～48小时内引起血红蛋白水平下降20g/L以上或需要输至少2个单位全血或红细；④手术部位出血需要再次进行切开，关节镜或血管内介入等，或关节腔内出血致活动或伤口恢复推迟，使住院时间延长或伤口加深
临床相关非大出血	①自发性皮肤出血面积＞25cm^2；②自发性鼻出血时间＞5分钟；③持续24小时肉眼血尿；④便血（厕纸可见出血点）；⑤牙龈出血时间＞5分钟；⑥因出血住院治疗；⑦出血需要输血但少于2个单位；⑧观察者认为影响临床治疗
小出血	其他类型内出血

194. 肺血栓栓塞症合并活动性出血的处理原则是什么?

肺血栓栓塞症（PTE）合并活动性出血是临床实践中经常遇到的问题，对于PTE合并大出血、临床相关非大出血首先应停止抗凝治疗，针对出血原因进行相关治疗，同时给予快速逆转药物、输注血液制品等措施。小出血对于全身影响较小，比如牙龈出血等，如能通过局部治疗起到止血作用，可暂时不停用抗凝治疗，如局部处理无效，仍应权衡对全身的影响、抗凝治疗的必要性，制定治疗方案。

195. 肺血栓栓塞症同时有支气管扩张症咯血该怎么处理?

对于同时有支气管扩张症咯血的肺血栓栓塞症（PTE）患者，首先诊断是重要的，需要区分是PTE咯血还是支气管扩张咯血。

（1）对于PTE咯血，应继续予以足量的抗凝治疗，如仅仅高度怀疑PTE相关咯血，可先减少抗凝药物剂量，如出血减少或者无增加再调整为足量抗凝治疗。

（2）对于支气管扩张咯血，需平衡PTE疾病进展风险及大咯血，如出血量不大，建议降低低分子肝素剂量，同时应用垂体后叶素。因为垂体后叶素可以在不影响凝血的前提下收缩支气管肺血管，从而起到缓解咯血症状、达到止血的目的。具体措施需要基于个体情况调整。

196. 肺血栓栓塞症抗凝治疗中容易发生消化道出血吗？

据研究显示，接受全身抗凝治疗的患者每年发生消化道出血的风险为4%～6%，有研究纳入142例与华法林相关出血住院患者，结果显示常见的出血部位是消化道（40.8%），在所有出血患者中50.1%被归类为大出血。研究显示，消化道肿瘤合并肺血栓栓塞症（PTE）的患者，应用直接口服抗凝药物可能增加出血风险。

197. 肺血栓栓塞症合并消化道出血的处理原则是什么？

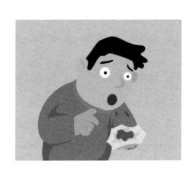

对于肺血栓栓塞症合并消化道出血的抗凝治疗目前各个指南无统一的推荐意见，但可以根据出血量的评估分布采用不同的处理方法，如消化道活动性大出血时不宜抗凝和溶栓，应该积极止血，如禁食、予以质子泵抑制剂或者手术治疗。Chai-Adisaksopha等多项研究显示，消化道出血后7～15天是平衡出血和血栓风险后恢复华法林抗凝治疗的最佳时机，充分权衡获益与出血风险后决定是否启动抗凝治疗。

198. 颅内出血与静脉血栓栓塞症的关系？

颅内出血（ICH）患者有较高的VTE风险，一项多中心研究显示，ICH患者中VTE的发生率为3.0%（87/2902），PTE发生率为0.7%（19/2902）。而PTE患者也可能因合并高血压、血管畸形、肿瘤、凝血功能障碍、血管炎、烟雾病和创伤，以及抗凝或溶栓治疗等发生ICH。

199. 肺血栓栓塞症合并颅内出血的处理原则是什么？

肺血栓栓塞症（PTE）合并ICH时是否恢复抗凝取决于抗凝治疗的风险/效益比，即颅内出血再发风险高于血栓栓塞事件风险，则不用抗凝药

物，反之，则使用。目前认为，脑叶
出血或有缺血性脑卒中病史、糖尿病或
长期使用阿司匹林的患者，ICH再发的
风险较高；血压控制好的高血压患者，
ICH再发的风险较低。借鉴相关指南的
预防推荐，若患者在颅内出血急性期合
并PTE，可在颅内出血发生后2～4天，
或者血肿稳定患者在48小时内加用预防
剂量的抗凝药物。但何时开始治疗剂量
的抗凝治疗尚无统一推荐意见。药物选
择方面DOACs更有优势，尤其是利伐

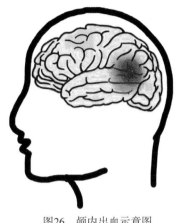

图26　颅内出血示意图

沙班和依度沙班可作为优先选择，但总体研究证据较少。

200. 月经过多的定义？

月经过多（HMB）指每周期月经量＞80ml。临床上因月经失血过多而
对女性的生理、心理、社会或物质生活质量造成干扰。抗凝治疗后可出现
月经过多，多项研究显示VKAs相关HMB发生率为22%～65%。

201. 肺血栓栓塞症合并月经过多怎样处理？

肺血栓栓塞症（PTE）患者因抗凝治疗发生HMB，选择停用抗凝药
物、给予药物或手术止血、及时对症等处理后一般不会危及生命，但患者
及医师均担忧下周期月经期间再次发生HMB。最简单、常用的预防下周期
HMB发生的方法为经期短暂性暂停抗凝药物，但不推荐初始抗凝3个月内
患者应用此方法，因经期暂停利伐沙班会显著增加患者抗凝治疗时PTE
的复发风险。针对抗凝治疗3～6个月的患者可考虑经期短暂性暂停抗凝
药物，针对抗凝治疗6个月以上患者可考虑减少抗凝药物剂量预防HMB的
发生。

除此之外，还可考虑月经期间口服氨甲环酸减少月经出血；采用口服

避孕药、打长效避孕针、使用宫内左炔诺孕酮系统控制HMB；对于HMB反复发作难以控制，且患者无生育要求也可选择子宫手术治疗。

（魏茂刚、魏海龙、谢净余）

第四节 血小板减少

202.血小板减少的常见原因有哪些？

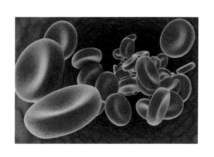

血小板减少常见原因主要包括以下三类：

（1）假性血小板减少：如血液稀释或脾功能亢进时血小板在脾脏内潴留等。

（2）血小板生成减少：血液系统疾病，病毒感染，放化疗抑制骨髓增生，骨髓增生异常综合征等。

（3）血小板破坏增加：药物导致血小板破坏增加，抗磷脂综合征，甲状腺功能亢进症等。

203.什么是肝素诱导血小板减少症？

肝素诱导血小板减少症（HIT）是指使用普通肝素或低分子肝素后引起的血小板减少，伴或不伴血栓形成。HIT并不罕见，肝素使用超过4天的发病率为0.2%～5%，其死亡率高达20%～30%。

204.肝素诱导血小板减少症的典型表现有哪些？

从本质上讲，肝素诱导血小板减少症（HIT）是一种免疫介导的药物不良反应，其典型的表现为血小板减少和血栓形成，前者常发生于应用肝素5～10天，血小板计数比用药前最高数值下降50%以上；后者包括肺血栓栓塞症（PTE）、肢体缺血坏死甚至截肢、急性心肌梗死和脑卒中等。

205. 在使用肝素类抗凝药期间怎样观察HIT的发生？

因肝素可能会引起肝素诱导血小板减少症(HIT)，在使用肝素的第3～5天必须复查血小板计数，若较长时间使用肝素，尚应在第7～10天和14天复查。HIT很少于肝素治疗的2周后出现。如果血小板计数下降＞基础值的50%，和（或）出现动静脉血栓的征象，应警惕HIT的发生。

206. 如怀疑发生HIT需怎样进一步明确诊断？

临床中遇到血小板减少，如有肝素应用史，应警惕肝素诱导血小板减少症(HIT)。目前的临床共识是利用验前概率评分（4Ts评分）结合相关实验室检查（抗体检测）进行排除诊断或诊断。4Ts评分是评估HIT临床可能性的有效工具，4Ts评分为低度临床可能性，需寻找其他导致血小板减少的原因；4Ts评分为中度及高度临床可能性，推荐检测HIT抗体，HIT混合抗体（IgG、IgA、IgM）或IgG特异性抗体阴性，可除外HIT，如IgG特异性抗体阳性可确诊（见表15）。

表15　肝素诱导的血小板减少症疑诊患者的4Ts评分系统

指标	0分	1分	2分
血小板减少的数量特征	血小板计数相对降低（不超过30%）或绝对值<10×10^9/L	血小板计数相对降低（30%～50%）或最低值处于（10～19）×10^9/L	血小板计数相对降低（超过50%）且最低值≥20×10^9/L
血小板减少发生的时间特征	应用肝素≤4天内出现,近期无肝素接触史	应用肝素＞10天或≤1天(在过去31～100天内曾接触过肝素）	应用肝素后5～10天或≤1天（在过去30天内曾接触过肝素）

续表

指标	0分	1分	2分
血栓形成特征	无	再发血栓或血栓加重、非坏死性皮肤损伤（红斑）、可疑血栓形成	明确的新发静、动脉血栓，皮肤坏疽、急性全身反应
其他致血小板减少的原因	明确存在	可能存在	无

注：将每组所得的分数相加,其预测肝素诱导的血小板减少症发生的可能性:6~8分,高度可能；4~5分,中度可能；0~3分,低度可能。

207. 诊断HIT需要满足哪些条件？

肝素诱导血小板减少症（HIT）临床诊断需要满足2个基本条件：

（1）与肝素类制剂有关的血小板减少症和血栓栓塞。

（2）除外其他病因引起的血小板减少。

HIT诊断标准包括：

（1）肝素类制剂治疗5~10天内血小板计数下降50%以上或降至100×10^9/L以下。

（2）合并血栓、栓塞性疾病。

（3）HIT抗体阳性。

（4）血小板活化证据。

（5）停用肝素5~7天后，血小板数可恢复至正常。

208. 如确诊或高度怀疑肺血栓栓塞症合并HIT需怎样处理？

肺血栓栓塞症患者一经诊断或高度怀疑肝素诱导血小板减少症（HIT），应立即停用肝素类药物，更换为非肝素类抗凝药物治疗。

HIT治疗分为初始治疗阶段和维持治疗阶段。初始抗凝治疗药物首选胃肠外给药的阿加曲班或比伐卢定；维持治疗多以华法林代替。HIT早期不推荐应用华法林行初始治疗，当病情稳定，血小板恢复至150×10^9/L以上或恢复至基线水平，可启动小剂量华法林，胃肠外非肝素抗凝要与华法林重叠至少5天，直至达到目标INR（2.0～3.0）。

209. 为什么HIT急性期不推荐使用华法林？

在肝素诱导血小板减少症（HIT）急性期（血小板<$150×10^9$/L），维生素K拮抗剂可使天然抗凝物蛋白C和蛋白S含量降低，比促凝血酶含量的降低更为迅速，加重血液高凝状态，从而诱发皮肤坏死、静脉性肢体坏疽等严重并发症，因此急性期应避免使用华法林抗凝治疗。

如果诊断HIT时已经使用华法林，在启动初始抗凝治疗的同时，建议使用维生素K中和华法林的作用，以免增加静脉性肢体坏疽的风险。

210. 发生HIT是否需要输注血小板？

发生肝素诱导血小板减少症（HIT）时输注血小板可能会增加血栓风险，故不建议常规进行预防性血小板输注。对于出现严重血小板减少的患者，建议在发生出血或需接受有高度出血风险的侵入性操作时输注血小板。

211. 肺血栓栓塞症合并HIT的抗凝治疗疗程？

肺血栓栓塞症合并肝素诱导血小板减少症（HIT）主要为以下2种情况：

（1）患者因肺血栓栓塞症使用肝素类药物，然后发生HIT。

（2）其他原因使用肝素类药物，发生HIT后引发静脉血栓并发生肺血栓栓塞症。

目前对于不合并血栓的孤立HIT患者建议应用非肝素类抗凝药物至少1个月，但是肺血栓栓塞症合并HIT，抗凝治疗至少应3个月，后续根据肺血栓栓塞症复发风险和出血风险情况决定是否需要延展期抗凝。

212. 对于肺血栓栓塞症合并非肝素诱导的血小板减少该怎么处理？

关于肺血栓栓塞症（PTE）合并非肝素诱导的血小板减少的抗凝治

疗，目前研究证据非常有限。对于排除肝素引起血小板减少症的患者，应积极筛查其他血小板减少的原因，尽量纠正病因。

抗凝治疗时应权衡出血风险和血栓进展风险，对于不合并其他出血风险因素的PTE患者，如果血小板≥$50×10^9$/L，一般可以继续抗凝治疗。对于血小板<$50×10^9$/L的患者，治疗决策应充分个体化，需要考虑血栓进展的风险，以及增加血小板计数的治疗手段是否可行。对于出血风险较高的PTE患者，可尝试减少抗凝药物的剂量、暂停抗凝治疗、放置下腔静脉滤器等方法。

（周海霞、李凡敏、徐杨）

第五节　围手术期

213. 什么是围手术期?

围手术期是围绕手术的一个全过程，从病人决定接受手术治疗开始，到手术治疗直至基本康复，包含手术前、手术中及手术后的一段时间，具体是指从确定手术治疗时起，直到与这次手术有关的治疗基本结束为止，时间在术前5~7天至术后7~12天。

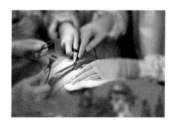

214. 围手术期静脉血栓栓塞症风险分为哪三级?

围手术期静脉血栓栓塞症风险主要分为高危、中危和低危三级，如表16所示。

表16　围手术期静脉血栓栓塞症风险分级

危险分级	内容
高危	①3个月内的VTE事件；②严重的血栓形成倾向；③特发性VTE；④活动性肿瘤
中危	①3~12个月内的VTE事件；②轻度的血栓形成倾向；③复发性VTE
低危	①12个月前的VTE事件；②无相关危险因素

215. 什么是桥接抗凝治疗？

桥接抗凝治疗是指围手术期以治疗性剂量普通肝素（UFH）或低分子肝素（LMWH）暂时替代华法林的方法。

216. 桥接抗凝治疗的目的是什么？

桥接抗凝治疗目的为对有高危血栓栓塞风险的患者在围手术期暂时中断华法林治疗的情况下避免发生血栓栓塞事件。

217. 围手术期是否需要桥接抗凝治疗？

围手术期是否需要进行桥接抗凝治疗应根据患者出血与血栓风险的评估。对于高度静脉血栓栓塞症（VTE）风险且无大出血风险者应考虑桥接抗凝。相反，低度VTE风险者不应给予桥接抗凝治疗。而中度VTE风险者需根据出血和血栓风险进行个体化考虑。

218. 抗凝治疗的静脉血栓栓塞症患者，如需外科手术，该怎样处理？

对于正在进行抗凝治疗的静脉血栓栓塞症（VTE）患者，如需外科手术，应根据情况采取不同的处理措施：

（1）如使用华法林，且存在VTE复发高风险，无大出血风险，建议在术前5天停用华法林并进行桥接抗凝治疗。

（2）如接受胃肠外抗凝（UFH或LMWH）或桥接抗凝治疗：如使用UFH，建议在手术前4～6小时停用，术后24小时重新启用。如进行高出血风险手术，建议在术后48～72小时重新启用。

（3）如使用DOACs抗凝：需要在术前暂时中断DOACs治疗的患者，不建议进行桥接抗凝治疗。

219. 华法林治疗患者若考虑择期手术该怎么处理？

准备接受手术的维生素K拮抗剂（VKA）治疗患者，建议择期手术前停用华法林5天（除牙科、皮肤科或眼科等进行的出血风险低的手术），术前1～2天评估INR，INR＜1.5时凝血功能基本正常，大部分手术和操作可安全进行；术后12～24小时充分止血后可继续使用华法林。

对于机械性心脏瓣膜、房颤或VTE患者，如血栓风险评估为高危，推荐在停用VKA治疗期间应用桥接抗凝，如血栓风险评估为低危，不推荐桥接抗凝。

220. 华法林治疗患者若行轴索阻滞该怎么处理？

与全身麻醉和用麻醉药全身阵痛相比，轴索阻滞（脊椎麻醉或硬膜外麻醉和连续硬膜外止痛）使心肺发病率显著降低，对疼痛控制更好，患者满意度更高。但是，当与抗凝药物共同使用时，发生硬膜外或脊椎血肿和脊髓缺血或截瘫的风险可能更高。

为避免上述风险的发生，建议轴索阻滞前需停用华法林5天且INR达到正常范围。术后应用华法林抗凝时，轴索阻滞镇痛导管建议INR＜1.5时拔除；INR在1.5～3.0范围内时，导管拔除应谨慎；INR＞3.0时出血风险增大，有镇痛导管时建议停止华法林抗凝或降低抗凝药物剂量。

221. 应用肝素类药物抗凝或桥接抗凝治疗的患者如需择期手术该怎么处理？

由于低分子肝素（LMWH）皮下注射生物利用率达90%～100%，且较普通肝素抗凝效果更易于预测，故建议使用低分子肝素桥接抗凝。接受治疗剂量LMWH桥接抗凝者，建议末次剂量在术前24小时给予；如为高出血风险手术，建议术后48～72小时继续使用治疗剂量；如为非高出血风险手术，建议术后24小时继续治疗剂量的LMWH治疗。

222. 直接口服抗凝药治疗患者如需进行有创操作该怎么处理？

应用直接口服抗凝药（DOACs），VTE风险高时建议停药2个消除半衰期后进行有创操作；出血风险高时建议等待5个消除半衰期。停用DOACs期间建议桥接肝素类药物抗凝治疗，具体参见221题。

223. 服用抗血小板单药患者如行择期手术该怎么处理？

关于服用抗血小板单药患者围手术期药物管理方法，《中国普通外科围手术期血栓预防和管理指南》推荐如下：

（1）出血风险低的小手术：可以不停用抗血小板药物。

（2）服用阿司匹林单药者：①心血管事件低危者，术前7～10天停用，术后24小时恢复；②心血管事件中至高危者，可不停药，但需注意出血风险；③术中血流动力学很难控制者，术前可考虑暂时停用阿司匹林治疗。

（3）服用P2Y12阻滞剂单药者：如不伴严重心血管缺血风险，可考虑停用替格瑞洛或氯吡格雷5天后再手术，或停用普拉格雷7天后再手术。

224. 手术相关心血管事件风险分为哪三级？

不同类型的手术术后发生不良心血管事件的风险可分为低风险、中风险和高风险三级，如表17所示。

表17　不同类型手术术后30天内发生不良心脏事件的风险

风险分级	发生风险（%）	手术类型
低风险	<1	体表手术、甲状腺/乳腺手术、无症状颈动脉狭窄手术（CEA或CAS）
中风险	1~5	腹腔手术、症状性颈动脉狭窄手术（CEA或CAS）、外周动脉成形术、腔内血管瘤修补术、头颈部手术
高风险	>5	主动脉及大血管手术、开放式下肢血运重建术或截肢术或取栓术、十二指肠/胰腺手术、肝切除术、胆道手术、消化道穿孔修补术、肝移植

注：CEA为颈动脉内膜剥脱术，CAS为颈动脉支架术。

225. 服用双联抗血小板药物的冠状动脉支架植入患者，如行择期手术该怎么处理？

关于服用双联抗血小板药物的冠状动脉支架植入患者围手术期药物管理方法，《中国普通外科围手术期血栓预防和管理指南》推荐如下：

（1）目前尚无证据表明长期服用抗血小板药物患者，围手术期需用肝素桥接抗凝治疗。

（2）推迟外科手术至金属裸支架植入后至少6周，药物洗脱支架植入后至少6个月，围手术期可继续服用阿司匹林。

（3）术前5天停用替格瑞洛或氯吡格雷，或术前7天停用普拉格雷，术后24小时恢复使用。

（4）裸支架植入术后6周内或药物洗脱支架植入术后6个月内需要外科手术时，推荐在手术前继续行双联抗血小板治疗。

（5）若发生严重出血，可输注单采血小板或其他止血药物。

226. 长期服用抗凝或抗血小板药物的患者，若行急诊手术该怎么处理？

关于长期服用抗凝或抗血小板药物患者行急诊手术的处理方法，《中国普通外科围手术期血栓预防和管理指南》推荐如下：

（1）术前应常规检查凝血功能，一般INR＜1.5时大部分手术均可安全进行，无须特殊处理。

（2）对于术前口服华法林等药物的患者，若需急诊手术，而INR明显延长，可以静脉滴注新鲜冰冻血浆（5~8 ml/kg）或凝血酶原复合物。

（3）术前口服氯吡格雷等药物的患者，若需急诊手术或发生大量出血，可以静脉滴注单采血小板或其他止血药物（如抗纤溶药物、重组凝血因子）。

（4）对于联合服用阿司匹林和氯吡格雷等抗血小板药物的患者，可测定血小板动态功能（血栓弹力图）和静态功能（血小板聚集）以评估手术出血风险。

（张济、李光泽）

‖ 第四章 ‖　易栓症的检测与临床价值

第一节　易栓症

227. 什么是易栓症?

易栓症顾名思义,其实并不是某一类疾病,而是机体存在高血栓形成的一种倾向。

易栓症是指机体存在抗凝蛋白、凝血因子、纤溶蛋白等遗传性或获得性缺陷,或者存在获得性危险因素,使止凝血各系统间功能失衡,产生高凝状态或血栓形成倾向。易栓症患者往往在合并风险因素或无明显诱因的情况下发生血栓事件,且复发率高。血栓栓塞类型主要为静脉血栓栓塞症(VTE),少数患者亦可发生动脉血栓栓塞,如冠心病和急性心肌梗死、脑血栓形成。

228. 易栓症对人类的危害多大?

易栓症是指由于遗传性因素或者获得性因素导致的容易引起血栓形成和血栓栓塞的病理状态。血栓栓塞类型主要为静脉血栓栓塞症(VTE),少数患者亦可发生动脉血栓栓塞。其中,静脉血栓性疾病主要包括深静脉血栓形成和肺血栓栓塞症;动脉血栓性疾病主要包括冠心病和急性心肌梗死、脑血栓形成。

世界卫生组织的资料显示:每年我国约70万人口死于缺血性心脏病,心肌梗死发病率为32/10万人口~64/10万人口,缺血性脑卒中是我国人民致残的首要原因和致死的第二大病因。静脉血栓形成也是世界上致死和致残的主要疾病之一,美国每年约有35万例VTE发生。在欧盟6个主要国家,症状性VTE发生病例数每年>100万,34%患者表现为突发致死性PTE。由此可见,易栓症导致的动脉、静脉血栓性疾病,危害广泛且严重。

229. 易栓症的分类及病因有哪些?

易栓症一般分为遗传性和获得性两大类,如下:

(1) 常见的遗传性易栓症有抗凝蛋白的缺失包括蛋白C、蛋白S、AT Ⅲ缺陷,凝血因子的缺陷主要有因子V的Leiden和凝血酶原G20210A突变,纤溶蛋白的缺陷涉及纤溶酶原,组织型纤溶酶原活化物(t-PA),纤溶酶原活化物的抑制物(PAI)以及血型和代谢的缺陷。

(2) 获得性易栓症包括易栓因素和易栓疾病。

①易栓因素指可能产生和加重血液促凝趋势和/或血栓风险的各种病理生理因素,如VTE病史、高龄、妊娠和产褥期、口服避孕药和激素替代治疗、抗心磷脂抗体和/或狼疮抗凝物阳性、肥胖、高同型半胱氨酸血症等。

②易栓疾病指病程发生发展过程造成止凝血各系统功能紊乱,导致血液处于血栓前状态或严重血栓风险的各类疾病,如重度感染、癌症、抗磷脂综合征、肾病综合征、炎症性肠病、骨髓增殖性疾病、阵发性睡眠性血红蛋白尿等。

230. 遗传性易栓症有没有种族差异?

遗传性易栓症具有明显的种族差异,据目前资料,中国汉族人群主要遗传性易栓风险是抗凝血酶缺陷、蛋白C和蛋白S缺陷;高加索人群中常见的易栓症遗传风险为V因子Leiden突变和凝血酶原G20210突变。

231. 哪些患者需考虑遗传性易栓症?

遗传性易栓症患者除既往多有血栓事件发生外,还可存在如下一些特征性病史:

(1) 发病年龄较轻(<50岁)。

(2) 有明确VTE家族史(≥2个父系或母系的家族成员发生有(无)诱因的VTE)。

(3) 复发性VTE。

(4) 少见部位(如下腔静脉、肠系膜静脉、脑、肝、深静脉等)的

VTE。

（5）特发性VTE（无诱因VTE）。

（6）女性口服避孕药或绝经后接受雌激素替代治疗的VTE。

（7）复发性不良妊娠（流产、胎儿发育停滞、死胎等）。

（8）华法林治疗相关的血栓栓塞。

232. 易栓症对妊娠妇女的危害多大？

越来越多的研究发现妊娠期易栓症会危及母子生命及健康，是诸多妊娠并发症及合并症的"祸根"之所在。

（1）易栓症对孕妇的影响：良好的妊娠依赖于胎盘循环有足够的血液供应，而易栓症患者体内持续的、异常的高凝血状态可导致胎盘组织出现血栓倾向，引起胎盘绒毛间隙纤维蛋白的沉积和胎盘血管小血栓形成，胎盘灌注量下降，胎儿供血不足，从而导致流产、妊娠期高血压疾病、胎盘早剥、羊水过少。

（2）易栓症对胎儿的影响：易栓症孕妇由于胎儿血供不足，极易发生胎儿营养物质供给障碍，导致胎儿生长受限、胎儿窘迫、早产、孕晚期胎儿死亡及胎儿遗传性易栓症的发生。

233. 遗传性易栓症实验室检测项目怎样选择？

中国人群最常见的遗传性易栓症是抗凝蛋白缺陷，故建议筛查的检测项目为抗凝血酶、蛋白C和蛋白S的活性。而哈萨克、维吾尔等有高加索血统的人群除了筛查上述抗凝蛋白，还应检测活化蛋白C抵抗症（因子V Leiden突变）和凝血酶原G20210突变。

上述检测未发现缺陷的静脉血栓栓塞症（VTE）患者，建议进一步检测血浆同型半胱氨酸，因子Ⅷ、Ⅸ、Ⅺ和纤溶蛋白缺陷等。

234. 遗传性易栓症实验室检测时机怎么把握？

在静脉血栓事件的急性期可因抗凝蛋白消耗，出现抗凝蛋白水平的短暂下降，故不推荐在VTE急性期进行抗凝蛋白活性水平的检测。抗凝蛋白活性水平的检测还易受其他获得性因素（包括生理性因素）的影响，出现一过性降低，因此，一般不应仅凭一次实验室检测的结果确诊遗传性抗凝蛋白缺陷。

肝素抗凝治疗可能会干扰抗凝血酶活性的检测结果，建议停用肝素24小时以上进行检测。华法林抗凝治疗常伴有蛋白C和蛋白S活性水平的下降，蛋白C和蛋白S活性的检测应在完成口服抗凝治疗，停用华法林至少2周以后进行。

（周海霞、唐永江）

第二节 抗磷脂综合征

235. 什么是抗磷脂综合征？

抗磷脂综合征（APS）也称为抗磷脂抗体综合征，是由于人体免疫系统对细胞膜成分磷脂发生异常的自身免疫反应，产生抗体所引起的一组综合征。主要表现为反复动脉或者静脉血栓、病态妊娠和抗磷脂抗体持续阳性。

236. 抗磷脂抗体主要包括哪些？

抗磷脂综合征（APS）是一种非炎症性自身免疫疾病，患者血清中可持续存在抗磷脂抗体（aPL），主要包括抗心磷脂抗体（ACL）、狼疮抗凝物（LA）、抗β_2糖蛋白I抗体（抗β_2-GPI）。

237. 抗磷脂抗体阳性就等于是患了抗磷脂抗体综合征吗？

不是的。除了抗磷脂抗体（aPL）阳性，患者还需具有血栓形成、反复流产等临床表现，才可诊断抗磷脂抗体综合征。

此外，感染、炎症、药物、其他自身免疫性疾病等均可导致抗磷脂抗体短暂升高，间隔一定的时间后复查，抗体可能转阴。

238. 什么是病态妊娠？

病态妊娠是抗磷脂综合征主要表现之一，其指在妊娠第10周前出现3次或多次流产，和/或在妊娠第10周后出现1次或多次原因不明的胚胎死亡，和/或在妊娠第34周前，由于子痫、严重子痫前期或胎盘功能不全造成形态学正常的早产新生儿。

239. 抗磷脂抗体导致血栓形成的机制是什么？

关于抗磷脂抗体（aPL）引起血栓形成的机制没有统一的定论；并且对于不同病因、不同疾病程度的患者，可能有多种病理机制参与。目前认为，可能主要与以下两个方面有关。

（1）磷脂抗体对血管内皮细胞和血小板功能的影响：磷脂是细胞膜的主要成分，当磷脂抗体与血管内皮细胞的磷脂相互作用后，引起内皮细胞的破坏，干扰内皮细胞的功能，抑制凝血酶介导的前列腺素I_2（PGI_2）的产生和释放，从而促发体内凝血。磷脂抗体可以与血小板膜磷脂结合，激活血小板，促进血栓素B_2的产生，因此可以使血管收缩，血栓形成。磷脂抗体还使Xa因子产生增多，导致血栓倾向。

（2）磷脂抗体对内皮细胞蛋白的影响：内皮细胞蛋白包括抗凝血酶Ⅲ、蛋白C及蛋白S等，而aPL可以影响并改变其中抗凝血酶Ⅲ的功能。蛋白C及蛋白S旁路在调节凝血方面起着重要作用，aPL识别蛋白C及蛋白S与磷脂蛋白的部位，干扰蛋白C对凝血因子的灭活，干扰蛋白C及蛋白S的抗凝活性。

240. 抗磷脂综合征的分类及病因有哪些？

抗磷脂综合征（APS）可分为原发性APS和继发性APS。

原发性APS的病因目前尚不明确，可能与遗传、感染等因素有关，多见于年轻人，男女发病比例为1:9，女性中位年龄为30岁。继发性APS多见于系统性红斑狼疮和其他自身免疫性疾病、淋巴增生性疾病、肿瘤、感染、炎症、药物等。

241. 抗磷脂综合征有哪些临床表现?

抗磷脂综合征（APS）的临床表现程度不一，从无症状抗磷脂抗体（aPL）阳性（无血栓史或病态妊娠史）到灾难性APS（数天内发生广泛血栓）均可表现。

（1）反复血栓形成

APS的静脉血栓形成比动脉血栓形成多见。静脉血栓中反复性肢体深静脉血栓最常见，动脉血栓多见于脑及上肢，也可累及心脏、肾脏、肝脏等。出现脑卒中、心肌梗死、肠梗死等表现。肢体动脉血栓导致缺血性坏疽、静脉血栓可致肢体水肿和疼痛。

（2）病理妊娠

包括反复流产、死胎、胎儿宫内发育迟缓、早产及先兆子痫等。

（3）非特异性表现

如网状青斑、血小板减少、自身免疫性溶血性贫血、心脏瓣膜病（瓣膜赘生物或增厚）、弥漫性肺泡出血、肺动脉高压、多发性硬化样综合征、舞蹈症或其他脊髓病等。

242. 什么是灾难性抗磷脂综合征?

灾难性抗磷脂综合征（CAPS）是一种罕见的突发的威胁生命的并发症，约1%的APS患者发生。往往由多种因素诱发，包括感染、恶性肿瘤、手术，以及终止抗凝治疗、产科并发症、口服避孕药、创伤与其他免疫性疾病等。

CAPS以全身广泛小血管栓塞为特征，病情进展迅速。由于灾难性APS有广泛的小血管栓塞，常伴有明显的血小板减少与微血管性溶血性贫血，并且在很短的时间内出现多部位皮肤坏死与多脏器功能损害。

243. 哪些患者需进行抗磷脂综合征相关检测?

临床上需要对以下患者进行抗磷脂综合征相关检测:

如<50岁的无明显诱因的静脉血栓栓塞症(VTE)和无法解释的动脉血栓栓塞、少见部位发生血栓形成、习惯性流产、血栓形成或病理妊娠合并自身免疫性疾病,部分患者可见活化部分凝血活酶时间(APTT)延长。

244. 抗磷脂综合征实验室检查包含哪些?

抗磷脂综合征实验室检查应包括狼疮抗凝物、抗心磷脂抗体和抗β_2糖蛋白I抗体;如果检测阳性,建议3个月之后再次复查。

245. 抗磷脂综合征的诊断标准是什么?

2004年修订的抗磷脂综合征(APS)分类诊断标准:

(1)临床标准

①血管栓塞

任何组织或器官的动、静脉和小血管发生血栓≥1次。

②病理妊娠

≥1次发生于妊娠10周或10周以上无法解释的形态学正常的胎儿死亡,或≥1次发生于妊娠34周之前因严重的先兆子痫、子痫或者明确的胎盘功能不全所致的形态学正常的新生儿早产,或≥3次发生于妊娠10周之前的无法解释的自发性流产,必须排除母体解剖或激素异常以及双亲染色体异常。

(2)实验室标准

①狼疮抗凝物至少2次阳性,间隔至少12周。

②中/高滴度IgG/IgM型ACL至少检测2次,间隔至少12周。

③IgG/IgM型抗β_2GPI抗体至少检测2次,间隔至少12周。

诊断APS必须符合至少1项临床标准和1项实验室标准。

246. 抗磷脂综合征的治疗目的和措施是什么？

治疗抗磷脂综合征（APS）的主要目的是减少血栓事件、减少不良妊娠，而不是让抗磷脂抗体（aPL）下降至正常。主要治疗措施如下：

（1）抗血栓形成

抗凝治疗主要应用于aPL阳性伴有血栓患者或抗体阳性伴反复流产史的孕妇。对无症状的抗体阳性患者不宜进行抗凝治疗。

确定妊娠后，根据D-二聚体水平每天皮下注射低分子肝素1~2支，直至分娩结束前停用；既往有血栓史，在妊娠前就开始用肝素或低分子肝素抗凝治疗，在妊娠期不用华法林；由于产后3个月内发生血栓风险极大，故产后应继续抗凝治疗6~12周；如果可能，在产后2~3周内可把肝素改为华法林。

（2）流产的治疗

既往无流产史，或妊娠10周前发生的流产，且aPL阳性的孕妇可长期口服小剂量阿司匹林（50~100mg）。既往流产史，确认妊娠后可加用肝素5000U皮下注射，每日2次，分娩前停用。产后3个月内发生血栓的可能性较大，应继续抗凝治疗。

（3）血小板减少的治疗

血小板轻度减少（血小板计数 $>50 \times 10^9$/L）不须治疗。血小板计数 $<50 \times 10^9$/L，禁止抗凝治疗，采用糖皮质激素或免疫抑制剂治疗。

（易群、张晋）

第五章 慢性血栓栓塞性肺动脉高压

第一节 基本概念

247. 什么是肺动脉高压？

肺动脉高压（PH）是由一组异源性疾病和不同发病机制引起的肺血管阻力持续增高及肺动脉压异常升高的临床病理生理综合征。

248. 肺动脉高压的诊断标准是什么？

肺动脉高压（PH）的最新诊断标准为：海平面状态下，静息时通过右心导管（RHC）检查测得的平均肺动脉压（mPAP）＞20mmHg。

249. 肺动脉高压分为哪几大类？

肺动脉高压主要分为5大类，即动脉性肺动脉高压、左心疾病相关的肺动脉高压、肺部疾病/缺氧相关的肺动脉高压、肺动脉阻塞导致的肺动脉高压及不明/多种因素导致的肺动脉高压。第6届世界肺动脉高压会议（WSPH）全面归纳近年来的临床与基础研究成果，在维持总体5分类框架不变的前提下，对各亚类进行了更新和精简，如表18所示。

表18　肺动脉高压临床分类的更新

1）动脉性肺动脉高压

（1）特发性肺动脉高压

（2）遗传性肺动脉高压

（3）药物和毒性相关的肺动脉高压

（4）疾病相关的肺动脉高压

①结缔组织病

续表

②HIV感染

③门静脉高压

④先天性心脏病

⑤血吸虫病

（5）对CCB长期有反应的肺动脉高压

（6）伴有明显静脉/毛细血管受累的肺动脉高压

（7）新生儿持续性肺动脉高压

2）左心疾病相关的肺动脉高压

（1）射血分数保留的心力衰竭

（2）射血分数降低的心力衰竭

（3）瓣膜性心脏病

（4）导致毛细血管后肺动脉高压的先天性/获得性心血管疾病

3）肺部疾病/缺氧相关的肺动脉高压

（1）阻塞性肺疾病

（2）限制性肺疾病

（3）其他的混合性肺疾病

（4）非肺部疾病导致的低氧

（5）肺发育障碍

4）肺动脉阻塞导致的肺动脉高压

（1）慢性肺血栓栓塞性肺动脉高压

（2）其他肺动脉阻塞性疾病

5）不明/多种因素导致的肺动脉高压

（1）血液系统疾病

（2）系统性和代谢性疾病

（3）其他

（4）复杂性先天性疾病

250. 什么是慢性血栓栓塞性疾病？

慢性血栓栓塞性疾病（CTED）是指急性肺血栓栓塞症（PTE）后残余的血栓持续阻塞肺动脉，患者活动后感觉不适，但右心导管测定静息状态下平均肺动脉高压<25mmHg，在静息状态下右心室收缩功能正常，心脏结构正常。

临床上应重视CTED，因其一方面增加了PTE的复发风险，另一方面部分患者可以发展成慢性血栓栓塞性肺动脉高压（CTEPH）。

251. 什么是慢性血栓栓塞性肺动脉高压？

慢性血栓栓塞性肺动脉高压（CTEPH）是以肺动脉血栓机化、肺血管重构致血管狭窄或闭塞，肺动脉压力进行性升高，最终导致右心功能衰竭为特征的一类疾病，是急性PTE的一种远期并发症，属于肺动脉高压的第4大类，也是可能治愈的一类肺动脉高压。

252. 急性肺血栓栓塞症、慢性血栓栓塞性疾病和慢性血栓栓塞性肺动脉高压三者关系？

急性肺血栓栓塞症（PTE）是指来自静脉系统或右心的血栓阻塞肺动脉或其分支所致的疾病，急性肺动脉血栓栓塞后，大多数急性血栓栓子在抗凝药物作用下溶解；少部分血栓栓子不能完全溶解，在肺动脉内遗留残余血栓并机化，进一步发展至慢性血栓栓塞性疾病（CTED）。残留机化血栓可以与肺动脉内皮细胞、平滑肌细胞等相互作用，引起肺血管阻力增加，导致慢性血栓栓塞性肺动脉高压（CTEPH）的发生。可见，CTED和CTEPH是急性PTE的严重并发症，但至今急性PTE后遗留CTED，以及CTED发展至CTEPH的发病机制仍不明确。

（张建芳、魏海龙）

第二节　慢性血栓栓塞性肺动脉高压的诊治

253. 哪些急性肺血栓栓塞症患者容易进展为慢性血栓栓塞性肺动脉高压？

急性肺血栓栓塞症（PTE）后进展为慢性血栓栓塞性肺动脉高压（CTEPH）的高危因素包括：复发性肺栓塞、无明显诱因的肺栓塞、栓塞血块较大、发病年龄较轻等，需重视与防范。

254. 所有的慢性血栓栓塞性肺动脉高压患者都有静脉血栓史吗？

不一定！慢性血栓栓塞性肺动脉高压（CTEPH）是急性肺血栓栓塞症（PTE）的严重并发症，Peng等进行的一个前瞻性研究显示，3.8%的患者在第一次PTE的2年内会进展为有症状的CTEPH。但值得注意的是，大多数但不是所有的CTEPH患者有静脉血栓病史。在国际CTEPH数据库中，25%的患者既往没有急性PTE病史。

255. 慢性血栓栓塞性肺动脉高压常见临床表现有哪些？

慢性血栓栓塞性肺动脉高压（CTEPH）最常见的症状是活动后呼吸困难，呈进行性加重，运动耐量下降，可伴有下肢水肿、疲劳、不典型胸痛等。随着病情进展，逐渐出现右心衰竭，可以表现为头晕、晕厥等症状。

常见体征主要包括P_2亢进，剑突下可触及心尖抬举样搏动及可闻及收缩期杂音。右心功能进一步恶化可表现为颈静脉怒张，肝颈静脉回流征阳性、肝肿大、水肿等。

可见，CTEPH仅依靠病史及体格检查诊断非常困难，更常见的心肺疾病如心肌病、缺血性心脏病、限制性或阻塞性肺疾病均可有相似的症状或体征。

256. 慢性血栓栓塞性肺动脉高压诊断标准是什么？

诊断慢性血栓栓塞性肺动脉高压（CTEPH）需满足以下条件：经过3个月以上规范抗凝治疗后，CT肺动脉造影或肺通气/灌注显像或直接肺动脉造影等影像学证实存在慢性血栓，右心导管检查平均肺动脉压（mPAP）≥25mmHg，且除外其他病变，如血管炎、肺动脉肉瘤等。

257. 如何鉴别慢性血栓栓塞性肺动脉高压与原发性肺动脉肿瘤？

原发性肺动脉肿瘤非常罕见，其中以肉瘤多见，常误诊为慢性血栓栓塞性肺动脉高压（CTEPH），其CT表现与CTEPH鉴别要点有：

（1）发生于肺动脉干。

（2）栓子呈分叶状，可强化。

（3）易向各级肺动脉分支发展，累及肺动脉瓣。

（4）肺动脉轮廓改变：可突出肺动脉管腔。

（5）可发生肺内转移、胸膜转移。

（6）溶栓治疗无效，随访可明确。

258. 慢性血栓栓塞性肺动脉高压筛查首选检查方法是什么？

目前被公认为慢性血栓栓塞性肺动脉高压（CTEPH）的首选筛查方法是肺通气/灌注显像（V/Q显像），V/Q显像对CTEPH诊断的敏感度＞97%，如V/Q显像阴性，可基本排除CTEPH。

259. 慢性血栓栓塞性肺动脉高压患者V/Q显像的典型表现是什么？

慢性血栓栓塞性肺动脉高压（CTEPH）患者V/Q显像的典型表现为多个肺段分布的与通气显像不匹配的灌注缺损。

260. 肺动脉造影和右心导管检查在慢性血栓栓塞性肺动脉高压诊断中的临床应用价值如何？

肺动脉造影和右心导管检查是慢性血栓栓塞性肺动脉高压（CTEPH）

影像学诊断和手术评估的"金标准"。

通过肺动脉造影检查，可确定慢性血栓栓塞是否存在，明确栓塞部位及栓塞程度。肺动脉造影可以显示血栓机化和再通，包括肺动脉狭窄或分支闭塞、血管壁不规则、管腔内网状充盈缺损、肺动脉近端扩张与造影剂滞留并远端狭窄等。右心导管检查可明确肺循环血流动力学情况，包括测定肺血管压力、心排血量，计算PVR、房室做功等指标。

261.慢性血栓栓塞性肺动脉高压的诊断流程是什么？

2018年《美国心脏病学会杂志》（JACC）指南推荐慢性血栓栓塞性肺动脉高压（CTEPH）的诊断流程为：依据症状、体征及病史等疑似CTEPH时进行胸部X线、肺功能、心电图、超声心动检查等检查，除外其他疾病后完善肺灌注通气显像，结果正常即可除外CTEPH，如结果异常，则需进一步完善CTPA、右心导管等有创检查进一步明确诊断。

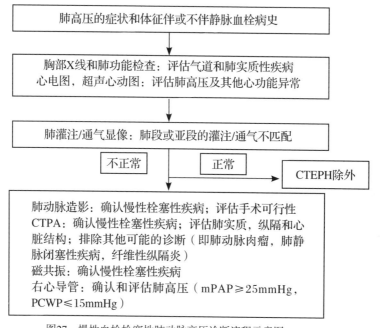

图27　慢性血栓栓塞性肺动脉高压诊断流程示意图

262.慢性血栓栓塞性肺动脉高压有哪些治疗手段?

慢性血栓栓塞性肺动脉高压(CTEPH)治疗方案的制定涉及呼吸科、心外科、心内科、放射科等多学科的紧密合作,以制定最佳的治疗方案。

CTEPH的治疗主要包括基础治疗、手术治疗、药物治疗和介入治疗,其中基础治疗主要包括长期抗凝治疗、家庭氧疗、间断应用利尿剂和康复治疗等;外科手术主要包括肺动脉血栓内膜剥脱术(PEA)、房间隔造口术、球囊动脉成形术和心肺移植术。

263.为什么慢性血栓栓塞性肺动脉高压需终生抗凝治疗?

抗凝治疗是慢性血栓栓塞性肺动脉高压(CTEPH)的基本治疗,CTEPH患者无论选择何种治疗方案,均需要终生抗凝。CTEPH患者的纤维蛋白很难溶解,纤维蛋白的分子结构异常可能与急性肺血栓栓塞症(PTE)发展为CTEPH有关,这提示长期抗凝治疗的重要作用。而抗凝治疗可预防VTE复发及肺动脉原位血栓形成,防止栓塞病变的进一步加重,故对于CTEPH患者推荐终生抗凝治疗,抗凝用药通常选择口服华法林,调节国际标准化比值(INR)至2.0~3.0。

264.慢性血栓栓塞性肺动脉高压最有效的治疗方法是什么?

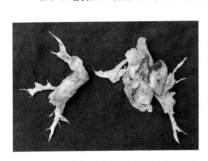

图28　PEA术中剥离的肺动脉内膜组织

目前认为,治疗慢性血栓栓塞性肺动脉高压(CTEPH)最有效的方法是肺动脉血栓内膜剥脱术(PEA),部分CTEPH患者可通过肺动脉内膜剥脱术剥离阻塞在肺动脉内的机化血栓和增生内膜,从而显著改善症状和血流动力学状态,甚至完全治愈。一旦确诊CTEPH,所有CTEPH患者均需评估手术治疗的可行性。经过有效的手术治疗后,肺循环血流动力学可接近正常,肺循环阻力明显下降,无效腔通气减少,症状性呼吸困难明显缓解,显著改善患者临床症状和生活质量。

265.肺动脉血栓内膜剥脱术的适应证有哪些?

肺动脉血栓内膜剥脱术（PEA）是治疗CTEPH的首选方法，是否选择手术需要考虑血栓的范围和部位与肺动脉高压（PH）程度的相关性，同时考虑年龄和合并症情况。

PEA适应证主要包括：术前WHO心功能分级Ⅱ~Ⅲ级，外科手术可及的肺动脉主干、叶或段肺动脉的血栓。随着手术技术的日趋成熟，高龄、肺血管阻力（PVR）高和右室功能不全（RVD）已不是手术绝对禁忌。

266.慢性血栓栓塞性肺动脉高压什么情况下需考虑使用靶向药物治疗?

靶向药物可以改善慢性血栓栓塞性肺动脉高压（CTEPH）患者的活动耐力或血流动力学，主要适用于无法手术治疗的患者；为适当改善血流动力学状态而行术前准备治疗；PEA术后症状性残余/复发的肺高血压患者。但必须强调的是，药物治疗不能作为手术治疗的替代方案，研究表明对于可进行PEA的近端病变患者，应用靶向药物并无获益。

267.慢性血栓栓塞性肺动脉高压靶向药物怎样选择?

目前研究证据比较充分的药物主要是可溶性鸟苷酸环化酶（sGC）激活剂，如利奥西呱。CHEST-1及CHENST-2研究表明利奥西呱能够有效降低肺血管阻力，并提高6分钟步行实验结果，获益时间甚至长达1年，是唯一作为Ⅰ类推荐的慢性血栓栓塞性肺动脉高压（CTEPH）靶向药物。

268.经皮球囊肺动脉成形术的原理是什么?

经皮球囊肺动脉成形术（BPA）治疗的原理是通过扩张狭窄或闭塞的肺动脉，改善肺动脉的血流灌注，降低肺动脉压力，从而改善右心功能。

269. 经皮球囊肺动脉成形术在慢性血栓栓塞性肺动脉高压治疗中的临床应用价值如何?

对不适合行肺动脉血栓内膜剥脱术的慢性血栓栓塞性肺动脉高压（CTEPH）患者（Ⅲ、Ⅳ级病变为主、合并手术禁忌证、拒绝手术或术后残余肺高血压）可尝试行改良经皮球囊肺动脉成形术（BPA）治疗。多项单中心开放性研究显示，逐步、多次经皮肺动脉球囊扩张治疗不但能显著改善CTEPH患者的血流动力学参数和症状，还能有效减少围术期并发症。长期随访结果显示，改良经皮肺动脉球囊扩张治疗后5年生存率可达95%以上。

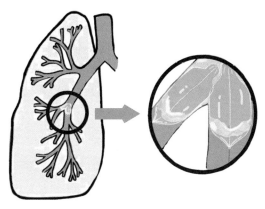

图29　经皮球囊肺动脉成形术示意图

270. 经皮球囊肺动脉成形术常见并发症有哪些?

经皮球囊肺动脉成形术（BPA）虽为介入治疗，但仍需注意其并发症。BPA术中最常见并发症为肺血管机械损伤所致的咯血或夹层，术后常见并发症为再灌注性肺水肿和对比剂肾病等。

（易群、李凡敏、王岚）

‖第六章‖ 深静脉血栓形成的诊治

第一节 基本概念

271. 什么是深静脉？

深静脉，是静脉的一种，是相对于浅静脉而言的，多与相应名称的动脉相并而行，共同完成人体的血液循环。体表可以看到的静脉基本上都是浅静脉，而深静脉在身体内部穿行，在肌肉等组织的较深层面。

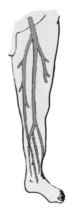

图30 下肢深静脉示意图

272. 深静脉包括哪些？

人体的深静脉主要包括：下腔静脉、肠系膜上静脉、肠系膜下静脉、脾静脉、肝静脉、门静脉、肾静脉、股静脉、髂静脉、腘静脉、胫前静脉、胫后静脉、腓静脉、腋静脉、锁骨下静脉、颈内静脉、颈外静脉、胃左静脉、胃右静脉、胃短静脉、胃网膜左静脉、胃网膜右静脉等。

273. 深静脉血栓是如何形成的?

众所周知,人体的血液是在动脉和静脉的血管中流动的,在正常运动的情况下,肌肉会收缩挤压深部静脉,使得静脉血流速度加快,从而可防止深静脉血栓的形成。然而,对于久病卧床、术中、术后以及肢体固定等制动状态及久坐不动的患者,血流缓慢,如果还有静脉的血管壁损伤和血液出现高凝状态就容易促成血栓的形成。

274. 为什么下肢深静脉血栓以左侧多见?

据临床研究显示,下肢深静脉血栓以左侧多见,为右侧的2~3倍,可能与以下因素相关:

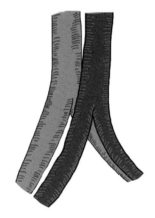

图31　髂动、静脉解剖示意图

（1）左髂总静脉的行径较长,且右髂总动脉跨越左髂总静脉,对左髂总静脉有不同程度的压迫,影响静脉回流。

（2）髂-股静脉内可能有瓣膜,且在股管内通过,形成瓶颈状通道,前面受制于腹股沟韧带,可影响静脉回流。

275. 深静脉血栓的危害多大?

深静脉血栓可部分或全部脱落,随血液循环到达血管狭窄的分支,使血流梗阻。血栓形成后,除少数能自行消融或局限于发生部位外,大部分会扩散至整个肢体的深静脉主干,若不能及时诊断和处理,多数会演变为血栓形成后遗症,影响患者的生活质量,甚至会发生肺血栓栓塞症,导致呼吸困难,危及患者的生命。

（李凡敏、何兵）

第二节　临床表现

276. 深静脉血栓形成的临床表现有哪些?

约80%的深静脉血栓形成（DVT）是无症状的，因而VTE又被称为"沉默的杀手"。

DVT的原因和部位不同，临床表现也各不相同，临床上主要有三大症状：肿胀、发绀、血栓形成造成疼痛。

（1）早期：常表现为一侧肢体突然肿胀，先出现小腿肿，再累及大腿。

（2）病情加重期，患肢疼痛加重，会出现跛行。

（3）晚期：趾甲畸形增厚，肢体出现异样感觉，如：烧灼、针刺、麻木，患者全身反应强烈，有些患者甚至出现高烧、组织坏死、溃疡。

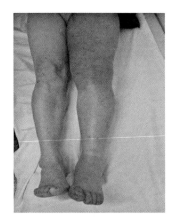

图32　下肢静脉血栓形成

277. 下肢深静脉血栓形成如何测量腿围?

对于下肢静脉血栓的腿围测量，腿围是下肢静脉血栓治疗过程中常用的观察指标，在测量时，被测者应当两腿开立同肩宽，通常选择可伸缩软尺，于髌骨上15cm测量上围周径，在髌骨下10cm处测量下围周径，反复测量3次，取平均值，并做详细记录，同理测量对侧腿围。

在测量患肢时，动作要轻柔，避免按摩、挤压患肢，避免导致血栓脱落、肺栓塞。治疗期间，每天详细记录测量值，并做详细比较。

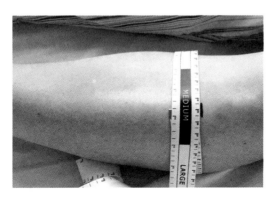

图33　测量腿围示意图

278. 如果出现下肢疼痛肿胀该怎么办?

首先不要自行随便按摩,而是要去医院就诊,要确定是不是下肢深静脉血栓形成,这可以通过血管超声、血管造影等方法来检查。

279. 怀疑罹患深静脉血栓形成该怎么诊断?

对于怀疑下肢深静脉血栓形成(DVT)的患者,可采用Wells评分进行临床可能性评估,即根据患者的症状、体征和危险因素,评估罹患DVT的可能性。DVT的Wells评分:≤2分,提示临床低度可能;>2分,提示DVT临床高度可能。

DVT临床低度可能的患者,推荐进行高敏D-二聚体检测。如D-二聚体结果阴性,可基本排除急性DVT;如D-二聚体结果阳性,推荐进一步行静脉加压超声成像(CUS)检查。DVT临床高度可能的患者,CUS检查可作为首选的影像学检查手段,D-二聚体检测不能单独作为诊断或排除DVT的依据。

表19　DVT的Wells评分

项目	评分
活动性肿瘤（近6个月内接受肿瘤治疗或目前正采取姑息疗法）	1
下肢麻痹、瘫痪，或下肢石膏固定	1
4周内卧床≥3天，或4周内大手术史	1
沿深静脉系统走形的局部压痛	1
下肢肿胀	1
胫骨结节下方10cm处小腿腿围较对侧增加≥3cm	1
患肢可凹陷性水肿	1
浅静脉侧支循环（非静脉曲张）	1
其他比DVT更符合的诊断	−2

（易群、李光泽）

第三节　辅助检查

280.确诊深静脉血栓形成的检查方法有哪些？

深静脉血栓形成（DVT）确诊的检查方法包括静脉加压超声成像（CUS）、CT静脉造影（CTV）、核素静脉显像、静脉造影等，目前最常用的方法还是血管超声检查，因为超声检查简单没有损伤、可信度高、价格便宜，易得到患者的接受。

281.血管超声在深静脉血栓形成诊断中的优势有哪些？

超声检查是目前诊断深静脉血栓形成（DVT）最有效的无创检测方法，临床应用广泛，是DVT诊断首选方法，对DVT诊断的特异性高达94%~99%。超声在诊断DVT具备一些特殊优势：

（1）操作简便、无创、无痛苦、患者易于接受。

（2）可判断急、慢性血栓，为选择治疗方案，特别是治疗急性血栓赢得宝贵时间。

（3）无辐射，可反复多次进行，常用于评价溶栓效果。

（4）对DVT具有较高的敏感度和特异度。

282. 血管超声在深静脉血栓形成诊断中的缺点有哪些？

目前，血管超声检查在深静脉血栓形成（DVT）诊断中被广泛采用，但超声诊断下肢DVT也有一些不足之处：

（1）探头加压试验易造成急性期血栓脱落而引发肺血栓栓塞症，威胁患者生命。

（2）对肥胖、下肢水肿明显的患者，高频探头穿透力差，不易发现膝以下深静脉血栓，宜选用低频凸阵探头，并适当调整滤波和彩色增益，以避免误诊，还可借助宽景成像功能显示位置较深的静脉。

（3）对盆腔内DVT诊断率较低，尤其是髂静脉受压伴附壁血栓形成时更易造成漏诊。

（4）遇帕金森病导致的严重震颤或强直、肢体挛缩，或患肢处于石膏等外固定中等情况时，无法进行彩色多普勒超声检查。

（5）小腿近端的胫腓骨干被覆组织较厚，远端静脉分支管径过细，超声显示不清。

283. 下肢静脉加压超声在深静脉血栓形成诊断中的临床应用价值如何？

下肢静脉加压超声（CUS）具有无创、廉价、快速和可重复性等特性，对于有症状的下肢近端深静脉血栓形成（DVT），CUS诊断敏感度高达95%以上，在很大程度上取代静脉造影来确诊DVT，是DVT首选的诊断方法。

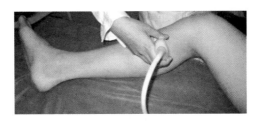

图34 下肢血管超声示意图

284. 深静脉血栓形成诊断中静脉加压超声具体检查方法是什么？

在怀疑深静脉血栓形成（DVT）时静脉加压超声（CUS）需要进行4点检查，即双侧腹股沟区和双侧腘窝区。CUS通过直接观察血栓、探头压迫观察或挤压远侧肢体试验和多普勒血流探测等技术来诊断，检查过程中静脉不能被压陷或静脉腔内无血流信号为DVT的特定征象和诊断依据。

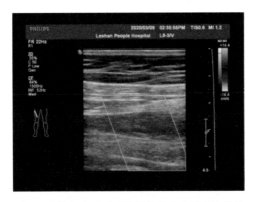

图35 血管超声显示下肢深静脉腔内无血流信号

285. CT下肢静脉造影在深静脉血栓形成诊断中的临床应用价值如何？

CT下肢静脉造影（CTV）是疑诊PTE患者诊断深静脉血栓形成（DVT）的简便方法，因为它可以联合胸部CTA且步骤简单，仅需要1次静脉注射造影剂，为PTE和DVT的诊断，尤其是盆腔及髂静脉血栓的诊断提供依据（对于盆腔及髂静脉血栓，CTV优于超声）。

286. 放射性核素下肢静脉显像在深静脉血栓形成诊断中的临床应用价值如何？

放射性核素下肢静脉显像是无创性深静脉血栓形成（DVT）检测技术，常与肺通气/灌注显像（V/Q显像）联合进行。对DVT诊断的准确性达80%~90%，敏感度在90%以上。主要适用于对碘造影剂过敏的患者。

287. 下肢静脉造影在深静脉血栓形成诊断中的临床应用价值如何？

下肢静脉造影为诊断深静脉血栓形成（DVT）的"金标准"，可显示静脉堵塞的部位、范围、程度，同时可显示侧支循环和静脉功能状态，其诊断的敏感度和特异度接近100%。

在临床高度疑诊DVT而超声检查不能确诊时，应考虑行静脉造影。其属于有创性检查，应严格掌握其适应证。

（魏茂刚、毕乙瑶）

第四节　治疗措施

288. 急性深静脉血栓形成患者都需要住院治疗吗？

2018版《中国血栓性疾病防治指南》指出对于急性深静脉血栓形成（DVT），在情况允许下，推荐家庭治疗优于住院治疗。由于DOACs和LMWH的应用，大部分VTE患者可在院外接受治疗。

289. 急性深静脉血栓形成患者下床活动是否会增加肺血栓栓塞症的发生率？

急性深静脉血栓形成（DVT）患者在充分抗凝的前提下早期下床活

动，有助于早期机体功能恢复，不会增加肺血栓栓塞症（PTE）的发生率，同时可降低血栓后综合征（PTS）发生率。

290. 深静脉血栓形成患者该如何护理？

急性期深静脉血栓形成（DVT）患者需要卧床休息，并抬高患肢15°～30°，以利于下肢静脉回流，减轻水肿。严禁按摩、推拿患肢，保持大便通畅，避免用力大便，以免造成腹压突然增高致血栓脱落。避免碰撞患肢，翻身时动作不宜过大。注意保持患者的溃疡局部卫生，以免进一步引起感染，预防并发症的发生，如果患者出现胸闷、胸痛及呼吸困难、窒息感、咳嗽、咯血症状，要及时送到医院。

291. 急性深静脉血栓形成初始抗凝怎样选择？

2016年美国胸科医师学院（ACCP）发布的《静脉血栓栓塞症的抗栓治疗指南》指出：对于急性下肢近端深静脉血栓形成（DVT）患者，建议单纯抗凝治疗，优于导管溶栓治疗（CDT）。

（1）不合并肿瘤的急性DVT的初始抗凝，推荐应用利伐沙班、达比加群酯或低分子肝素（LMWH）；合并肿瘤的急性DVT的初始抗凝，推荐使用LMWH。

（2）急性孤立性周围型DVT和急性中心型DVT的治疗方案相同。

292. 急性深静脉血栓形成的抗凝治疗疗程是多久？

关于急性深静脉血栓形成（DVT）的抗凝治疗疗程，2018版《中国血栓性疾病防治指南》推荐如下：

（1）继发于可逆性危险因素（如手术、长途旅程、外伤等）的急性DVT，推荐抗凝治疗3个月。

（2）特发性DVT，无论是周围型还是中心型，推荐抗凝治疗≥3个月。

（3）初发、无明显诱因的中心型DVT，评估出血风险，如为中低危，建议延长抗凝治疗（＞3个月）；如为高危，推荐抗凝治疗3个月。

（4）如诱发DVT的危险因素持续存在或不能去除，推荐在充分评估出血风险的前提下，延长抗凝时间，直至DVT的危险因素去除。

293.抗凝治疗期间深静脉血栓形成复发该怎样处理？

VKA（华法林）治疗期间INR达标(即2.0~3.0)或DOACs（利伐沙班或达比加群酯）治疗依从性好者，若复发，建议换用LMWH治疗≥1个月。LMWH治疗依从性好者，若DVT复发，建议LMWH剂量增加1/4~1/3。

294. 急性孤立性周围型深静脉血栓形成该怎样处理？

急性孤立性周围型深静脉血栓形成（DVT），如有严重症状或存在血栓进展危险因素，建议立即开始抗凝；反之，建议2周内复查影像学，并根据复查结果，确定是否开始抗凝。

2周内连续复查影像学，如血栓无进展，不推荐常规抗凝治疗。2周内连续复查影像学，如血栓进展，但仍局限于远端静脉，建议开始抗凝治疗；如进展至近端静脉，推荐开始抗凝治疗。

295.深静脉血栓形成血栓进展的危险因素有哪些？

深静脉血栓形成（DVT）血栓进展的危险因素主要包括以下几点：

（1）无其他原因但D-二聚体明显升高。

（2）广泛血栓，长度>5cm，直径>7mm或累及多支静脉。

（3）血栓位置靠近近心端。

（4）导致DVT的因素不可逆。

（5）恶性肿瘤活动期。

（6）既往有VTE病史。

（7）住院患者。

296.下腔静脉滤器的临床使用意见？

2016年美国胸科医师学院（ACCP）发布的《静脉血栓栓塞症的抗栓

治疗指南》指出：已接受治疗的急性DVT或PTE患者，不推荐常规放置下腔静脉滤器。

　　下腔静脉滤器的主要作用是减少致死性PTE事件的发生，对于存在抗凝禁忌，或规范化抗凝治疗后血栓复发或蔓延的患者，或急性PTE后续状况不佳者（如高危PTE或慢性血栓栓塞性肺动脉高压的患者），预防性下腔静脉滤器置入可作为一种选择。但滤器的不良反应是其本身出现血栓，一旦抗凝禁忌证消除，应立即开启标准的抗凝治疗方案，只要抗凝治疗顺利进行，

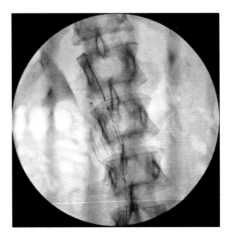

图36　下腔静脉滤器置入示意图

应尽快取出滤器，故应用可回收型滤器，通常在2周内取出。一般不考虑永久应用下腔静脉滤器。

297.何时需考虑使用下腔静脉滤器？

　　（1）急性下肢DVT，在充分抗凝的条件下，不推荐常规置入下腔静脉滤器。

　　（2）如存在抗凝禁忌，推荐使用下腔静脉滤器。

　　（3）充分抗凝的基础上，PTE仍复发的患者可考虑下腔静脉滤器。

　　（4）对髂-股静脉、下腔静脉血栓，发生PTE风险较高的患者，如需急诊手术，暂不宜抗凝治疗，可考虑置入滤器。

　　（5）急性下肢DVT和PTE，在放置滤器后，若出血风险降低，可开始抗凝治疗。

298.哪些深静脉血栓形成患者可考虑行导管介入溶栓治疗？

　　针对以下深静脉血栓形成（DVT）患者需考虑行导管介入溶栓

（CDT）：

（1）近端DVT，症状＜14天、一般情况良好、预期生存期≥1年，出血风险低的患者。

（2）有机会接受CDT治疗的患者。

（3）注重预防血栓后综合征（PTS），对生活质量要求高的患者。

（4）对溶栓治疗的复杂性、高费用及高出血风险有较高接受度的患者。

（毕乙瑶、廖冰、胡晓）

第五节　特殊情况下深静脉血栓形成的处理

299. 哪些上肢深静脉血栓的情况需考虑溶栓治疗？

2016年美国胸科医师学院（ACCP）发布的《静脉血栓栓塞症的抗栓治疗指南》推荐上肢深静脉血栓只有在以下情况更倾向于溶栓治疗：

（1）严重的症状。

（2）涉及大多数锁骨下静脉和腋静脉的血栓。

（3）症状持续小于14天。

（4）良好的功能状态。

（5）预期寿命≥1年，出血风险低。

并且建议使用CDT而非系统性溶栓来减少溶栓药物的剂量及出血风险。

300. 如何预防深静脉置管所致深静脉血栓形成？

研究表明，由于中心静脉导管所致的有症状的血栓形成发病率为5%~30%，长期置入导管者发生率可达35%~67%，最快发病可在置管1天后出现。故对于置管者，特别对有血栓形成高危因素的患者应及早采取预防、护理措施以防止血栓形成。

（1）严格掌握深静脉置管的适应证和禁忌证：临床医师应具备过硬的置管技术，提高穿刺的成功率，避免反复多次静脉穿刺及粗暴送管，从而减少中心静脉置管过程中对血管内膜的损伤。

（2）加强深静脉置管的管理

①良好的封管可防止血液进入管腔内致使血液凝固而发生堵塞；②合理安排输液顺序：先输注乳剂，后输注非乳剂。输注酸、碱性液体之间，刺激性药物、黏附性强的药物输注前后，均应使用生理盐水脉冲式冲管，输液完毕及时应用肝素盐水正压封管；③静脉输液过程中输液速度不能低于5ml/h，建议使用匀速输液泵；④深静脉导管连接的输液装置24小时更换一次。

（3）加强深静脉置管后的护理：深静脉置管后应经常仔细观察置管侧肢体有无肿胀、皮温增高及皮肤颜色变化，及时发现DVT症状。若怀疑血栓形成应及时行彩超检查，及时处理。另外输液时应注意药物之间的配伍禁忌，防止发生药物浑浊、沉淀等导致导管堵塞。

301. 中心静脉置管相关性深静脉血栓形成该怎么处理？

中心静脉置管相关性深静脉血栓形成（PICC-DVT）在临床中并不少见，多发生在重症患者和癌症患者。对于PICC-DVT，若中心静脉导管仍通畅且有必要使用的，可不必拔除导管。若中心静脉导管已拔除，建议给予3个月抗凝治疗；若中心静脉导管尚未拔出，即使抗凝已经3个月，建议继续抗凝，直到导管拔除。

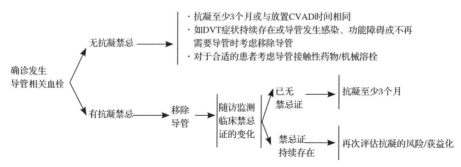

图37 导管相关深静脉血栓形成治疗流程图

302. 什么是浅表性血栓性静脉炎？

浅表性血栓性静脉炎是指中等大小的浅表静脉自限性的血管炎。常表现为浅表静脉的疼痛、压痛、硬结和/或红斑。伴随皮肤温度高和红斑，常可触及条索状或结节状物。最常发生于下肢的隐静脉及其分支，也出现在上肢、前胸或者颈部静脉，常由于静脉曲张、高凝状态、静脉穿刺插管和给药引起。疾病初期可予以消炎药、热敷及抬高患肢等对症支持治疗。

303. 浅表性血栓性静脉炎是否需要抗凝治疗？

《肿瘤相关静脉血栓栓塞症预防与治疗指南（2019版）》推荐：对于简单的、自限性浅表血栓性静脉炎，不建议预防性抗凝治疗。对于症状恶化的浅表血栓性静脉炎患者或累及邻近大隐静脉与股总静脉交界处大隐静脉近心端的患者，应考虑抗凝治疗，如至少4周静脉注射普通肝素或低分子肝素。

304. 什么是内脏深静脉血栓形成？

内脏深静脉血栓形成（SPVT）是在内脏血管内包括肝脏、门静脉、肠系膜和脾静脉部分的内脏血管内发生的一种较罕见的静脉血栓栓塞类型。

305. 内脏深静脉血栓形成该怎么处理？

发生急性内脏深静脉血栓形成（SPVT），如出血风险小，建议予以抗凝治疗，治疗开始的时间、疗程和药物选择原则等同于其他急性DVT。对于急性SPVT，不常规推荐溶栓治疗，除非患者合并肠系膜血栓形成，面临肠坏死风险且抗凝治疗无效时，方可考虑溶栓治疗。

306. 什么是颅内静脉血栓形成?

颅内静脉血栓形成（CVT）是由多种原因所致的脑静脉回流受阻的一组血管疾病，包括颅内静脉窦和脑静脉血栓形成。

307. 颅内静脉血栓形成该怎么处理?

对于有症状的颅内静脉血栓形成（CVT），无论有无出血性静脉梗死，均推荐皮下注射LMWH或静脉使用UFH进行初始抗凝治疗，之后桥接为华法林。如CVT病因明确，使用华法林3个月；如CVT病因不明，使用华法林3~12个月；如为复发性CVT，建议使用华法林终生抗凝。

（李凡敏、朱爱华）

第六节 血栓后综合征

308. 什么是血栓后综合征?

血栓后综合征（PTS）是下肢深静脉血栓形成（DVT）最常见的一种长期慢性并发症，发生于之前出现DVT的肢体，有时也被称为静脉炎后综合征或二次静脉瘀血综合征。主要表现为一系列慢性静脉功能不全的症状和体征，轻者仅出现轻微的腿肿胀，严重者可合并长期下肢剧疼、不可逆水肿及溃疡形成等。普通人群DVT年发病率为1‰~3‰，而有20%~50%的DVT患者发展为PTS，5%~10%发展为严重PTS。

309. 血栓后综合征有哪些临床表现？

血栓后综合征（PTS）临床表现如表20所示，下肢PTS典型症状包括患肢疼痛、肿胀、沉重感、疲劳、瘙痒和痉挛（往往夜间发生）。症状因人而异，呈间断性或持续性，往往在傍晚和长时间站立或行走后加剧。PTS也可表现为静脉性跛行，其可能原因为髂静脉或腘静脉长期阻塞。

PTS典型体征与其他慢性静脉疾病体征相似，表现形式从外周毛细血管扩张、凹陷性水肿、皮肤色素沉着、静脉湿疹、静脉曲张到更为严重的白色萎缩、皮肤脂肪硬化和大腿溃疡。

表20　PTS临床症状和体征

症状	体征
疼痛 肿胀感 痉挛 沉重感 疲劳 瘙痒 感觉异常 烧灼痛 静脉性跛行	水肿 毛细血管扩张 静脉扩张 静脉曲张 发红 发绀 色素沉着 湿疹 小腿按压疼痛 皮肤脂肪硬化 白色萎缩 开放性或愈合溃疡

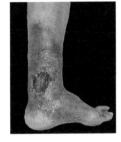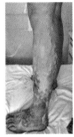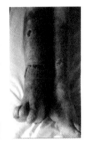

图38　血栓后综合征导致下肢皮肤溃疡形成

310. 如何诊断血栓后综合征?

目前,尚无单一的"金标准"诊断血栓后综合征(PTS),主要根据 DVT病史、PTS症状和体征。由于PTS是一种慢性疾病,推荐DVT急性期疼痛和肿胀消失至少3个月进行诊断。

对于无明确DVT病史且有PTS临床表现的患者,可行加压超声检查。静脉造影属侵入性检查手段,不推荐常规用于症状轻微,不显著影响肢体日常功能的患者。如无PTS临床表现,不应诊断为PTS。

在临床诊断中,也可以借助一些评分工具,如Villalta评分、Ginsberg评分和Brandjes评分。

311. 简述Villalta评分

Villalta评分是目前国际上公认的作为评估血栓后综合征发生及其分级的一个可靠且有效的标准,评估内容包括5项主观静脉症状(疼痛、痉挛、沉重感、感觉异常和瘙痒)和6项客观静脉体征(胫骨前水肿、皮肤硬化、色素沉着、发红、静脉扩张和小腿按压疼痛)以及DVT患肢是否存在溃疡,如表21所示。

表21　Villalta评分

评估内容	无	轻度	中度	重度
5项症状				
疼痛	0	1	2	3
痉挛	0	1	2	3
沉重感	0	1	2	3
感觉异常	0	1	2	3
瘙痒	0	1	2	3
6项体征				
胫骨前水肿	0	1	2	3
色素沉着	0	1	2	3
静脉扩张	0	1	2	3
发红	0	1	2	3
皮肤硬化	0	1	2	3
小腿按压疼痛	0	1	2	3
溃疡	无			有

注: 0~4分提示无PTS, ≥5分提示存在PTS; 5~9分为轻度、10~14分为中度、≥15分或溃疡为重度。

312.血栓后综合征可采取哪些治疗方法?

血栓后综合征(PTS)主要指DVT后期血栓机化,致静脉瓣膜功能不全,临床中治疗可考虑以下方法:

(1)逐级弹力袜和间断性加压治疗:无禁忌证情况下可考虑使用弹力袜;对于中、重度PTS且出现明显水肿的患者,可以考虑使用间断加压方式(如间隙充气加压泵)。

(2)药物治疗:可尝试rutosides、海曲司明和去纤维蛋白多核苷酸治疗。

(3)运动治疗:若可耐受,可考虑在医生监督下进行为期至少6个月的腿部力量训练和有氧运动。

(4)静脉性溃疡管理:①推荐加压弹力袜治疗静脉性溃疡;②多成分加压系统较单一加压系统更为有效;③己酮可可碱单用或与加压治疗联用有助于治疗静脉性溃疡;④对于难治性血栓后静脉性溃疡患者,可考虑静脉瓣重建。

(5)血管内治疗和外科治疗:对于症状严重且存在髂静脉或腔静脉阻塞的患者,可考虑外科治疗(例如股静脉—股静脉或股静脉—腔静脉搭桥)或经皮血管内再通(例如植入支架或球囊成形)。

313.弹力袜能预防血栓后综合征吗?

弹力袜预防血栓后综合征(PTS)疗效不确切,2016版《静脉血栓栓塞症的抗栓治疗指南》推荐对于下肢急性DVT患者,不推荐使用弹力袜来预防PTS。然而,对于有PTS症状的患者,往往可以试用逐级增压弹力袜。

(俞慎林、张济、李光泽)

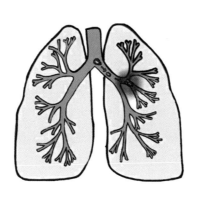

第三篇
静脉血栓栓塞症的预防

‖ 第一章 ‖ 静脉血栓栓塞症预防的重要性

314. 什么是医院获得性静脉血栓栓塞症？

医院获得性静脉血栓栓塞症是指住院期间或出院后90天内发生而入院时不存在的VTE事件。亦有文献称之为医院相关性静脉血栓栓塞症、医院相关性血栓形成。虽然措辞有所不同，但均反映了VTE事件与患者近期住院经历之间的关系。

315. 为什么要对住院患者进行静脉血栓栓塞症预防？

静脉血栓栓塞症（VTE）是住院患者常见的并发症和重要的死亡原因之一，国外研究报道在未给予血栓预防措施的内、外科住院患者中VTE的发病率为10%~40%，有10%的院内死亡为肺栓塞（PE）所致，所有入院患者中有1%死于PE，医疗纠纷中PE占10%。我国住院患者VTE风险不容小觑，超过半数内、外科住院患者为VTE高危患者，但整体VTE预防情况不容乐观，对VTE预防的认识和指南依从性需提高，所以VTE既是严重威胁住院患者生命健康的常见疾病，又是医院管理者和临床医务人员面临的严峻问题。

同时，VTE也被认为是"最有可能预防的一种致死性疾病"，即通过及时采取合理的VTE预防措施，能够有效减少VTE的发生率以及因VTE而导致的死亡率和病残率，降低医疗费用，改善患者预后。因此，积极评估住院患者VTE风险，从而对高风险患者采取预防措施尤为重要。

316. 住院患者静脉血栓栓塞症危险因素有哪些？

住院患者静脉血栓栓塞症（VTE）危险因素主要包含以下4个方面。

（1）患者因素：卧床≥72小时、既往VTE病史、高龄、脱水、肥胖[体质指数（BMI）>30kg/m^2]、遗传性或获得性易栓症、妊娠及分娩等。

（2）外科因素：手术、创伤、烧烫伤、各种有创操作等。

（3）内科因素：恶性肿瘤、危重疾病、脑卒中、肾病综合征、骨髓增殖性疾病、阵发性睡眠性血红蛋白尿症、静脉曲张、炎性肠病等。

（4）治疗相关因素：肿瘤化疗或放疗、中心静脉置管、介入治疗、雌激素或孕激素替代治疗、促红细胞生成素、机械通气、足部静脉输液等。

317. 医院静脉血栓栓塞症防治质控考核指标包括哪些?

医院静脉血栓栓塞症（VTE）防治质控考核指标主要包括以下几点：

（1）针对住院患者，实施VTE风险评估的比例。

（2）针对住院患者，实施出血风险评估的比例。

（3）针对VTE高危患者，正确实施各类VTE预防措施的比例。

（4）住院患者症状性VTE（DVT和PTE）的发生率、致死性PTE发生率等。

（陈丹、杨扬）

‖ 第二章 ‖   血栓与出血风险评估

第一节 血栓风险评估

318. 静脉血栓栓塞症相关的临床评估量表有哪些?

临床评估量表是标准化的预测工具,具有较强的实用价值。目前,临床上常用的静脉血栓栓塞症(VTE)相关评估量表主要分为三类:

(1)VTE风险评估量表,主要用于没有VTE的住院患者,如Caprini风险评估模型、Padua评分、Khorana评分。

(2)VTE临床可能性评估量表,主要用于疑诊VTE患者,如Wells评分、改良的Geneva评分。

(3)肺栓塞危险程度的评估量表,主要用于确诊的肺栓塞患者进行危险分层,如肺栓塞严重指数(PESI)评分。

为避免VTE误诊、漏诊和过度检查,临床医生应正确使用相关评估量表,如表22所示。

表22   VTE相关评估量表

分类	适用范围	常用量表
VTE风险评估量表	主要用于没有VTE的住院患者	Caprini风险评估模型、Padua评分、Khorana评分
VTE临床可能性评估量表	主要用于疑诊VTE患者	Wells评分、改良的Geneva评分
肺栓塞危险程度的评估量表	主要用于确诊的肺栓塞患者进行危险分层	肺栓塞严重指数(PESI)评分

319. 临床常用的静脉血栓栓塞症风险评估量表有哪些?

目前临床应用较为广泛的静脉血栓栓塞症(VTE)风险评估量表有

适用于外科手术患者的Caprini量表、Rogers量表，适用于内科住院患者的Padua量表等，三者均得到第9版美国胸科医师协会《抗栓治疗与血栓预防临床实践指南》（ACCP-9）的推荐。此外还有Davison评分、Autar量表，JFK医学中心血栓评估量表等，临床应用较少。

320. 住院患者血栓风险评估的时机？

对于住院患者血栓风险评估并不是入院评估一次即可，应实施动态评估，主要包含如下：

（1）入院后24小时内应对患者进行静脉血栓风险评估，住院期间患者转科时应及时评估。

（2）患者治疗发生变化时，如手术后第一天、行化疗前、机械通气、中心静脉导管置入、石膏固定等应及时评估。

（3）患者病情变化时，如活动能力下降、严重腹泻、脑梗死、心肌梗死、呼吸衰竭等应随时评估。

（4）对有血栓风险因素的患者出院时进行再评估，对患者及家属给予相关预防知识的宣教，确保预防性措施在家庭护理中得到延续。

321. 内科住院患者发生静脉血栓栓塞症的危险因素有哪些？

内科住院患者静脉血栓栓塞症（VTE）危险因素并不少见，主要包含"导致急性入院的因素""基础和慢性疾病"和"增加VTE患者危险的治疗措施"三个方面，如表23所示。

表23　内科住院患者VTE危险因素

导致急性入院的因素	基础和慢性疾病	增加VTE患病危险的治疗措施
急性呼吸衰竭 急性脑卒中 急性心力衰竭 急性感染性疾病 急性心肌梗死 其他导致活动受限≥3天的情况等	VTE病史 静脉曲张 慢性心力衰竭 恶性肿瘤 偏瘫 年龄＞75岁 慢性肺部疾病 糖尿病 肥胖 胶原血管病 易栓症等	机械通气 中心静脉置管 抗肿瘤治疗 永久性起搏器植入 激素替代治疗等

注：存在两项以上危险因素的患者发生VTE的风险更高。

322. 如何对内科住院患者进行静脉血栓栓塞症风险评估？

如何评估内科住院患者的VTE风险，各国指南推荐的风险因素和评估标准不尽相同，我国2018年更新的《肺血栓栓塞症诊治与预防指南》推荐选择以下两种方法之一进行VTE风险评估和预防。

（1）应用Padua评分：总分≥4分为VTE高危患者，＜4分为VTE低危患者（见表24）。

（2）对于年龄≥40岁，卧床＞3天同时合并下列疾病或危险因素之一者，则认为是VTE高危患者：年龄＞75岁、肥胖（体质指数＞$30kg/m^2$）、VTE病史、呼吸衰竭、慢性阻塞性肺疾病急性加重、急性感染性疾病（重症感染或感染中毒症）、急性脑梗死、心力衰竭（美国纽约心功能分级Ⅲ或Ⅳ级）、急性冠状动脉综合征、下肢静脉曲张、恶性肿瘤、炎性肠病、慢性肾脏疾病、骨髓增殖性疾病、阵发性睡眠性血红蛋白尿等。

表24　Padua静脉血栓风险评估量表

变量	分值
活动性恶性肿瘤 （患者先前有局部或远端转移和（或）6个月内接受过化疗和放疗）	3
VTE既往史（浅静脉血栓除外）	3
卧床制动	3
已知的易栓倾向 （抗凝血酶缺陷症，蛋白C或S缺乏，Leiden V因子、 凝血酶原G20210A突变，抗磷脂综合征）	3
1个月内创伤或/和手术	2
年龄≥70岁	1
心力衰竭和/或呼吸衰竭	1
急性心肌梗死或缺血性卒中	1
急性感染或风湿性疾病	1
肥胖（BMI≥30）	1
接受激素替代治疗	1

323. 外科手术患者静脉血栓栓塞症风险评估首选什么量表？

第9版美国胸科医师协会《抗栓治疗与血栓预防临床实践指南》（ACCP-9）推荐对于外科手术患者的VTE风险评估使用Caprini风险评估模型，国内研究显示Caprini风险评估模型同样适用于中国人。

324. Caprini量表在中国患者的应用价值如何？

目前Caprini量表在中国广泛应用，四川大学华西医院肺血管疾病研究团队在国内率先对其在中国人群的有效性和实用性进行了一系列研究，显示出Caprini量表在中国住院患者群体中有较好的应用价值，因其：危险因素涵盖全面，筛选VTE高危患者的敏感性高；评估对象广泛，可用于各种原因住院的内外科患者；个体化的VTE风险评估策略及可量化的VTE风险等级；量表简单、使用方便，适于专科医师、非专科医师、护理工作者及广大基层医疗工作者使用。

325. Caprini风险评估量表及其评估方法是什么？

1991年，由美国芝加哥大学普利兹克医学院外科教授Joseph A.Caprini发表了初始的Caprini量表，后经过不断更新，至2005年形成了较为成熟的Caprini量表，目前各组织及指南多采用及推荐2005年版Caprini量表。

Caprini量表纳入了39个不同的危险因素，基本涵盖了住院患者可能发生VTE的所有危险因素，通过这些危险因素对患者进行风险评估。根据危险程度的不同赋予各个危险因素1~5分不同的分值，2018版《中国医院内静脉血栓栓塞症防治与管理建议》根据最后累积分数将患者的VTE发生风险分为低危（0~2分）、中危（3~4分）、高危（≥5分）3个等级，如表25所示。

表25　Caprini静脉血栓风险评估量表

1分	2分	3分	5分
年龄41~60岁	年龄61~74岁	年龄≥75岁	脑卒中（<1个月）
小手术	关节镜手术	VTE史	择期关节置换术
体质指数 > 25 kg/m²	大型开放手术（ > 45分钟）	VTE家族史	髋、骨盆或下肢骨折
下肢肿胀	腹腔镜手术（ > 45分钟）	凝血因子V Leiden突变	急性脊髓损伤（<1个月）
静脉曲张	恶性肿瘤	凝血酶原G20210A突变	
妊娠或产后	卧床 > 72小时	狼疮抗凝物阳性	

续表

1分	2分	3分	5分
有不明原因的或者习惯性流产史	石膏固定	抗心磷脂抗体阳性	
口服避孕药或激素替代疗法	中央静脉通路	血清同型半胱氨酸升高	
感染中毒症（<1个月）		肝素诱导的血小板减少症	
严重肺病，包括肺炎（<1个月）		其他先天性或获得性血栓形成倾向	
肺功能异常			
急性心肌梗死			
充血性心力衰竭（<1个月）			
炎性肠病史			
卧床患者			

326. 什么是骨科大手术？

2009年发布的《中国骨科大手术静脉血栓栓塞症预防指南》中的"骨科大手术"特指人工全髋关节置换术（THR）、人工全膝关节置换术（TKR）和髋部周围骨折手术（HFS）。

327. 骨科大手术后容易罹患静脉血栓栓塞症吗？

骨科大手术后静脉血栓栓塞症（VTE）的发生率较高，是患者围术期死亡的主要原因之一，也是医院内非预期死亡的重要因素。

任何引起静脉损伤、血流瘀滞及血液高凝状态的原因都是VTE的危险因素，其中骨科大手术是VTE的极高危因素之一。其他常见的继发性危险因素包括老龄、创伤、既往VTE病史、肥胖、瘫痪、制动、术中应用止血带、全身麻醉、恶性肿瘤、中心静脉插管、慢性静脉瓣功能不全等。危险因素越多，发生VTE的风险就越大，当骨科大手术伴有其他危险因素时，发生VTE的危险性更大。一项来自于亚洲7个国家19个骨科中心的407例人工全髋、全膝关节置换及髋关节周围骨质手术后DVT发生率的调查研究表明，经静脉造影证实DVT发生率为43.2%。国内余楠生等报告髋关节置换术后DVT的发生率为20.6%（83/402），膝关节置换术后为58.3%（109/187）。

328. 如何评估骨科大手术患者的血栓风险？

2016年中华医学会骨科学分会制定的《中国骨科大手术静脉血栓栓塞症预防指南》，推荐采用Caprini血栓风险评估量表来评估骨科大手术患者的VTE发生风险。

对于骨科大手术患者评分均在5分以上，属于极高危人群，应采取积极的预防措施；对同时合并较高出血风险时，首选物理预防，待出血风险降低后再在此基础上加用药物预防。这种个体化的评估方法有助于骨科医生根据具体得分高低更合理地选择预防措施和具有相应的VTE发生警惕性和处理准备，最终起到降低VTE发生率、提高早期诊断率和降低死亡率的作用。

表26 骨科VTE的预防方案（Caprini评分）

危险因素总分	DVT发生风险	风险等级	预防措施
0~1分	<10%	低危	尽早活动，物理预防
2分	10%~20%	中危	药物预防+物理预防
3~4分	20%~40%	高危	药物预防+物理预防
≥5分	40%~80%，1%~5%死亡率	极高危	药物预防+物理预防

329. 如何评估非骨科手术患者的血栓风险？

对于非骨科手术患者，ACCP-9指南推荐采用Caprini量表和Rogers评分来评估患者的VTE风险。结合Caprini评分或Rogers评分将非骨科手术（主要包括普通外科、泌尿外科、妇产科、血管外科、整形外科、心脏外科、胸外科、神经外科及严重创伤）患者的VTE风险分为非常低危、低危、中危、高危。

随着对围手术期VTE防治意识的提高，由中华医学会外科学分会牵头制定了《中国普通外科围手术期血栓预防与管理指南》。该指南也沿用ACCP-9的推荐意见，采用Caprini量表来评估普通外科患者VTE发生风险。

330. ICU患者发生静脉血栓栓塞症的危险因素有哪些？

由于存在长期卧床、制动、血管损伤和血液高凝状态等因素，重症监护病房（ICU）患者是静脉血栓栓塞症的高发人群。多项研究提示，ICU患者发生VTE的危险因素如下。

（1）患者及其基础疾病因素：VTE的个人史或家族史、高龄（>75岁）、脱水、肥胖（体重指数>30kg/m^2）、糖尿病、恶性肿瘤、慢性心力衰竭、慢性肺部疾病、易栓症、妊娠等。

（2）导致患者急性入院的因素：骨折、多发性创伤、烧烫伤、急性脊髓损伤、急性呼吸衰竭、急性脑卒中、急性心力衰竭、急性感染性疾病、急性心肌梗死等。

（3）增加VTE患病风险的治疗相关因素：手术、机械通气、使用肌松剂和镇静剂、中心静脉置管、各种介入治疗、血液净化治疗、输注血小板、应用血管活性加压药、抗肿瘤治疗等。

331. 肿瘤患者静脉血栓栓塞症危险因素有哪些？

肿瘤患者是静脉血栓栓塞症（VTE）的高发人群，其高危因素包含"一般性危险因素""治疗相关危险因素""门诊化疗高风险患者包含因素"和"可干预危险因素"4个方面，如图39所示。

一般性危险因素	①活动性癌症 ②晚期癌症 ③风险更高的肿瘤类型：脑瘤、胰腺癌、胃癌、膀胱癌、妇科癌症、肺癌、淋巴瘤、骨髓增殖性肿瘤、肾癌、转移性肿瘤 ④局部大淋巴结病变伴外部血管压迫	⑤家族性和/或获得性高凝状态（包括妊娠） ⑥内科合并症：感染、肾病、肺病、充血性心力衰竭、动脉血栓栓塞症 ⑦体力状态差 ⑧高龄
治疗相关危险因素	①大型手术 ②中心静脉插管/外周静脉插管 ③化疗：例如沙利度胺/来那度胺/泊马度胺加高剂量地塞米松	④外源性激素治疗：例如激素替代治疗（HRT）；避孕药；他莫昔芬/雷洛昔芬；己烯雌酚
门诊化疗高风险患者包含因素	①活动性癌症：胃癌、胰腺癌、肺癌、淋巴瘤、妇科癌症、膀胱癌和睾丸癌 ②化疗前血小板计数 $>350 \times 10^9/L$ ③化疗前白细胞计数 $>11 \times 10^9/L$ ④血红蛋白 $<100g/L$	⑤使用促红细胞生成素 ⑥体重指数 $\geq 35kg/m^2$ ⑦既往VTE
可干预危险因素	①吸烟 ②肥胖	③活动水平/运动量

图39　肿瘤患者VTE危险因素

332.肿瘤患者静脉血栓栓塞症风险评估可采用哪些量表？

静脉血栓栓塞症（VTE）是肿瘤的重要并发症之一，发生率为4%~20%，也是导致肿瘤患者死亡的原因之一，对肿瘤患者进行VTE风险评估尤为重要。《中国肿瘤相关静脉血栓栓塞症的预防与治疗专家指南（2015版）》建议采用Caprini量表或Khorana评分个体化评估肿瘤患者的

VTE风险。

333.Khorana评分模型的适用人群及判定标准是什么？

Khorana评分模型推荐用于门诊肿瘤化疗患者，根据Khorana评分模型，可把肿瘤患者静脉血栓栓塞症（VTE）风险分为：低危（0分）、中危（1~2分）和高危（≥3分），在中位时间为2.5个月的时间内，低风险患者（0分）的静脉血栓发生率为0.3%，中度风险患者（1~2分）的血栓发生率为2%，而高风险患者（≥3分）的血栓发生率为6.7%。

表27　ASCO修订的Khorana模型

患者特征	分值
肿瘤部位：	
极高危：胃，胰腺，脑	2
高危：肺，淋巴，妇科，膀胱，睾丸，肾	1
化疗前的血小板计数≥350×10^9/L	1
血红蛋白水平<10g/dl，或在使用红细胞生长因子	1
化疗前白细胞计数>11×10^9/L	1
BMI≥35kg/m^2	1

334.妊娠患者推荐使用的VTE风险评估模型及方法是什么？

2015年4月，英国皇家妇产科医师学会（ROCG）发布了关于降低妊娠期及产褥期静脉血栓栓塞疾病发生风险的诊疗指南（见表28）。

该指南推荐，对所有女性在孕前或早孕期进行VTE相关风险的详细评估。对于因妊娠期合并症住院、产程中及分娩后的孕产妇，应再次予风险评估。若在产前阶段评分≥4分，应考虑自早孕期起开始预防血栓；评分=3分者，应考虑自孕28周起预防血栓形成。在产后阶段若评分≥2分，应考虑产后至少10天内预防血栓；若产褥期延长住院（≥3天）或再入院应考虑预防血栓形成。

表28　妊娠期及产褥期VTE的危险因素评分

危险因素	分数
孕前危险因素：	
VTE病史（与手术相关的VTE病史除外）	4
与手术相关的VTE病史	3
已知的高危易栓症[a]	3
内科合并症，如癌症、心力衰竭；活动性SLE、炎症性多关节病或炎症性肠病；肾病综合征；1型糖尿病合并肾病；镰状细胞病；静脉吸毒者	3
无明显诱因的家族史或一级亲属患与雌激素相关的VTE	1
已知的低危易栓症[b]（无VTE病史）	1[c]
年龄（＞35岁）	1
肥胖	1或2[d]
产次≥3次	1
吸烟	1
静脉曲张	1
产科危险因素：	
本次妊娠发生子痫前期	1
ART/IVF（仅限于产前阶段）	1
多胎妊娠	1
剖宫产术	2
择期剖宫产手术	1
内旋转或外倒转术	1
产程延长（＞24小时）	1
产后出血（＞1 000ml或需要输血）	1

续表

危险因素	分数
本次妊娠早产（＜37周）	1
本次妊娠胎死宫内	1
新发或一过性危险因素：	
孕期或产褥期的手术（除外急诊会阴修复），如阑尾切除术、绝育术	3
妊娠剧吐	3
卵巢过度刺激综合征（仅限早孕期）	4
当前系统性感染（需要静脉抗炎或住院治疗），如肺炎、伤口感染	1
制动、脱水	1

注：[a]高危易栓症：抗凝血酶缺乏；LeidenV因子及凝血酶原G20210A双杂合突变，或其中之一为纯合突变。[b]低危易栓症：LeidenV因子或凝血原酶G20210A杂合突变。[c]对于存在已知低危易栓症的妇女（一级亲属患VTE）来说，产后预防血栓形成应持续6周。[d]体重指数≥30为1分，体重指数≥40为2分。VTE：静脉血栓栓塞疾病；SLE：系统性红斑狼疮；ART：辅助生殖技术；IVF：体外受精。

（李贱、杨丽蓉、谭熙）

第二节　出血风险评估

335.住院患者出血风险因素包括哪些？

在对住院患者实施静脉血栓预防措施前，除了评估患者的血栓风险外，还应评估出血风险。出血风险评估内容应包括以下几方面。

（1）患者因素：年龄≥75岁、凝血功能障碍、血小板＜$50×10^9$/L等。

（2）基础疾病：活动性出血，如未控制的消化道溃疡、出血性疾病等；既往颅内出血史或其他大出血史；未控制的高血压，收缩压＞180mmHg或舒张压＞110mmHg；可能导致严重出血的颅内疾病，如急性脑卒中（3个月内），严重颅脑或急性脊髓损伤；糖尿病；恶性肿瘤；严重的肝、肾功能衰竭等。

（3）合并用药：正在使用抗凝药物、抗血小板药物或溶栓药物等。

（4）侵入性操作：接受手术、腰穿和硬膜外麻醉之前4小时和之后12小时等。

336. 外科住院患者出血危险因素有哪些？

外科住院患者出血危险因素主要包含"基础疾病相关因素"和"手术相关因素"两方面，如表29所示。

表29　外科住院患者出血危险因素

基础疾病相关	手术相关
活动性出血	腹部手术：术前贫血/复杂手术（联合手术、分离难度高或超过一个吻合术）
3个月内有出血事件	
严重肾功能或肝功能衰竭	
血小板计数＜50×10^9/L	胰十二指肠切除术：败血症、胰漏、手术部位出血
未控制的高血压	
腰穿、硬膜外或椎管内麻醉	肝切除术：原发性肝癌，术前血红蛋白和血小板计数低
术前4小时～术后12小时	
同时使用抗凝药、抗血小板治疗或溶栓药物	心脏手术：体外循环时间较长
	胸部手术：全肺切除术或全肺扩大切除术
凝血功能障碍	
活动性消化道溃疡	开颅手术、脊柱手术、脊柱外伤、游离皮瓣重建手术
已知、未治疗的出血疾病	

337.内科住院患者出血危险因素有哪些?

内科住院患者出血危险因素如表30所示。

表30 内科住院患者出血危险因素

具有以下1项即为出血高危	具有以下3项及以上为出血高危
活动性消化道溃疡	年龄≥85岁
入院前3个月内有出血时间	肝功能不全(INR > 1.5)
血小板计数 < 50×10⁹/L	严重肾功能不全（GFR < 30 ml/min)
	入住ICU或CCU
	中心静脉置管
	风湿性疾病
	现患恶性肿瘤
	男性

注：GFR，肾小球滤过率；ICU，重症监护室；CCU，心脏病监护室。

（易群、王月蓉、朱健伟）

‖第三章‖　静脉血栓栓塞症的预防措施

第一节　预防流程及策略

338. 住院患者的静脉血栓栓塞症预防流程是什么？

住院患者的静脉血栓栓塞症（VTE）预防流程如图40所示。

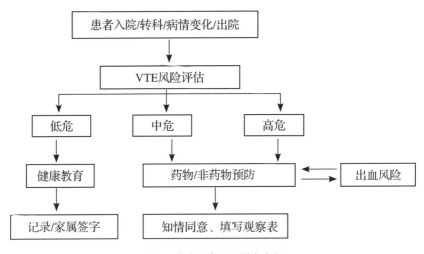

图40　住院患者VTE预防流程

339. 静脉血栓栓塞症的预防策略是什么？

第9版美国胸科医师协会《抗栓治疗与血栓预防临床实践指南》
（ACCP-9）推荐静脉血栓栓塞症（VTE）预防策略如下。

（1）具有VTE风险的患者，如不存在高出血风险：VTE风险为低度
（Caprini评分1~2分），建议应用机械预防；VTE风险为中度（Caprini评
分3~4分），建议应用药物预防或机械预防。

VTE风险为高度（Caprini评分≥5分），推荐应用药物预防，或建议

药物预防联合机械预防（见表31）。

表31　无出血高风险患者预防策略

VTE风险分度	推荐的预防策略
低度危险	推荐机械预防（IPC）优于不预防
中度危险	推荐使用LMWH、低剂量UFH、 或使用IPC进行机械预防优于不预防
高度危险	推荐使用LMWH、低剂量UFH优于不预防 建议在药物预防基础上同时使用弹力袜或IPC等机械预防措施

（2）具有VTE风险的患者，如同时存在较高大出血风险或出血并发症：建议应用机械预防，如出血风险降低，改用药物预防或与机械预防联用（见表32）。

表32　出血高风险患者预防策略

VTE风险分度	推荐的预防策略
中度危险	推荐使用机械预防（优选IPC）优于不预防
高度危险	推荐使用机械预防（优选IPC）优于不预防当患者无 出血风险时，可以开始药物预防

（张建芳、龚勇、刘玮）

第二节　具体预防措施

340.静脉血栓栓塞症预防措施主要包括哪些？

静脉血栓栓塞症（VTE）预防措施主要包括一般预防、药物预防和机械预防，其中一般预防措施包括早期下床活动、早期功能锻炼、抬高患肢等。

341.静脉血栓栓塞症药物预防具体使用方法是什么？

预防静脉血栓栓塞症（VTE）的药物主要包括：低剂量普通肝素

（LDUH）、低分子肝素（LMWH）、磺达肝癸钠和直接口服抗凝药（DOACs）等，具体使用方法如下：

（1）LDUH：皮下注射LDUH可以预防VTE。早期研究结果证实，与应用安慰剂比较使用LDUH可以降低无症状DVT的患病率。LDUH的有效剂量为5 000U，2次/天。

（2）LMWH：LMWH皮下注射预防住院患者VTE疗效明显。多中心随机对照临床研究结果显示，LMWH组的总体VTE危险比安慰剂减少50%。有效剂量为依诺肝素40mg，1次/天；达肝素5 000U，1次/天。

（3）磺达肝癸钠：磺达肝癸钠2.5mg，1次/天，可有效预防住院患者VTE的发生。

（4）DOACs：主要应用于骨科大手术。

342. 低分子肝素和普通肝素临床对比如何？

直接比较低剂量普通肝素（LDUH）和低分子肝素（LMWH）疗效的4项临床随机对照试验结果显示，DVT患病率和出血事件在二者间差异无统计学意义。由于LMWH的疗效不亚于LDUH，并且生物利用度更好，蛋白结合率更低，不良反应更少，加之不需要监测活化部分凝血活酶时间（APTT）、全血激活凝血时间（ACT）等凝血指标，临床应用更简便易行。

343. 静脉血栓栓塞症机械预防方法有哪些？

静脉血栓栓塞症（VTE）的机械预防方法主要采用间歇充气加压装置（IPC）、梯度压力弹力袜（GCS）、足底静脉泵等，利用机械原理促使下肢静脉血流加速，减少血液滞留，能有效降低下肢深静脉血栓形成的发生率，一般推荐与药物预防联合应用。单独使用物理预防措施仅适用于合并凝血异常疾病、有高危出血风险的患者。当患者出血风险降低后，仍建议与药物预防联合应用。

344. 梯度加压弹力袜的工作原理是什么?

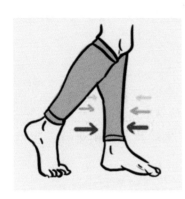

图41　梯度加压弹力袜示意图

梯度加压弹力袜（GCS）的工作原理：根据人体腿部不同部位的血管特点，采用特殊纤维及单向圆周编织方法，科学设计出袜子不同部位具有特定的梯度压力，一般是在脚踝部建立最高支撑压力，逐渐往上压力递减，通过自下而上压力梯度系统的作用，下肢肌肉小幅度收缩就可以产生对深静脉作用的逆行压力波，这种独特的机制就如同下肢远端有"第二个心脏"工作一样，促进下肢静脉血液回流，减轻血液瘀滞，同时缓解下肢静脉和静脉瓣膜所承受压力的作用，从而有效预防VTE的发生。

345. 梯度加压弹力袜有哪些规格?

梯度加压弹力袜（GCS）根据施加于踝关节处的压力可分为几种规格，国际上无统一标准。1级（低压级）指的是压力<20mmHg，2级（中压级）压力为20~30mmHg，3级（高压级）压力超过30mmHg。压力往往受到材质、尺寸等影响。

346. 梯度加压弹力袜的使用适应证有哪些?

梯度加压弹力袜（GCS）主要适用于以下人群：

（1）长时间站立者。

（2）长时间静坐者。

（3）孕妇、长期服用避孕药的人群。

（4）经常出差，乘坐飞机、长途车的人群，如空中乘务员。

（5）肥胖人群。

（6）已患下肢静脉疾病的人群（如静脉曲张）。

（7）下肢深静脉血栓高发人群（如大手术后病人、恶性肿瘤病人、偏瘫病人、妊娠晚期的妇女和产妇、下肢骨折的病人、严重感染的病人、老年人）。

347. 梯度加压弹力袜的使用禁忌证有哪些？

梯度加压弹力袜（GCS）的禁忌证主要包括以下几点。

（1）在腿部有下列疾患的：皮炎、静脉结扎（刚刚进行手术以后）、坏疽、近期进行皮肤移植。

（2）严重的动脉硬化或其他缺血性血管病。

（3）由充血性心衰引起的下肢大面积水肿或肺水肿。

（4）下肢严重变形。

（5）患肢有大的开放或引流伤口。

348. 穿着梯度加压弹力袜之前需注意什么？

在穿着梯度加压弹力袜（GCS）之前应充分评估患者是否存在使用禁忌证，再检查GCS是否完整和GCS尺寸是否符合患者病情。除此之外，还应评估患者腿部皮肤是否有破损，修剪趾甲，清除足部皮屑，保持下肢清洁干燥。

349. 间歇充气加压泵的工作原理是什么？

间歇充气加压泵（IPC）是循环性充气和放松充气的装置。其工作原理为该装置可以从踝关节部位充气开始，依次充气至下肢近端（远端气囊先充气并形成较大的压力，近端气囊后充气并形成较小的压力），从而起到促进下肢血液及淋巴回流的作用。

IPC一般与抗凝药物合用预防VTE，具有高出血风险的患者可单独应用，但待出血风险降低时，仍建议与药物预防合用。

350. 间歇充气加压泵主要有哪些规格？

间歇充气加压泵（IPC）主要分为下肢全长（包裹整条下肢）、半长（包裹小腿）和包裹上肢几种类型。

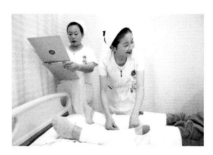

图42　下肢间歇充气加压泵

351. 间歇充气加压泵的使用禁忌证有哪些？

间歇充气加压泵（IPC）的禁忌证为已有下肢深静脉血栓形成、血栓（性）静脉炎或肺栓塞，其他禁忌同弹力袜。

352. 间歇充气加压泵使用的注意事项有哪些？

间隙充气加压泵在使用过程中需注意以下事项：

（1）妥善固定引流管。

（2）膝盖部位应暴露于腿套之外。

（3）避免腿套与皮肤直接接触。

（4）脚踝处垫棉垫，防足跟压红。

（5）注意观察伤口情况，如异常及时通知医生。

（6）使用的过程中，定期检查皮肤有无红肿及其他异常现象。

（7）对于患有糖尿病或血管病的患者，必须每天进行皮肤检查。

353. 骨科大手术静脉血栓栓塞症药物预防措施有哪些？

骨科大手术应用药物预防应充分权衡患者的血栓风险和出血风险利

弊，合理选择抗凝药物。对于出血风险高的患者，只有当预防血栓的获益大于出血风险时，才考虑使用抗凝药物。药物预防具体方法如下：

（1）全髋关节置换术及全膝关节置换术

①低分子肝素，术后12小时以后（硬膜外腔导管拔除后4小时），可皮下注射预防剂量的低分子肝素。

②磺达肝癸钠2.5mg，皮下注射；术后6~24小时（硬膜外腔导管拔除后4小时）开始应用。

③阿哌沙班2.5mg，2次/天，口服；术后12~24小时（硬膜外腔导管拔除后5小时）给药。

④利伐沙班10mg，1次/天，口服；术后6~10小时（硬膜外腔导管拔除后6小时）开始使用。

（2）髋部骨折手术

①伤后12小时内手术患者：a.术后12小时（硬膜外腔导管拔除后4小时）皮下给予常规剂量低分子肝素；b.磺达肝癸钠2.5mg，术后6~24小时皮下注射。

②延迟手术患者：a.术前12小时停用低分子肝素；b.磺达肝癸钠半衰期长，不建议术前使用；c.若术前已使用药物抗凝，则手术应尽量避免硬膜外麻醉；d.术后预防用药同伤后12小时内手术者。

354. 骨科大手术静脉血栓栓塞症非药物预防措施有哪些？

骨科大手术静脉血栓栓塞症（VTE）非药物预防主要包括基本预防措施和机械预防措施，具体如下。

（1）基本预防措施：规范手术操作，减少静脉内膜损伤；正确使用止血带；术后抬高患肢，促进静脉回流；注重预防静脉血栓知识宣教，指导早期康复锻炼；围手术期适度补液，避免血液浓缩。

（2）机械预防措施：使用足底静脉泵、间歇充气加压泵及梯度加压弹力袜等，利用压力促使下肢静脉血流加速，减少血液瘀滞，降低术后下肢DVT形成的风险，且不增加肺血栓栓塞症事件的发生率。VTE风险分度中、高危患者，推荐与药物预防联合应用。单独使用物理预防仅适用于合并凝血异常疾病、有高危出血风险的患者；待出血风险降低后，仍建议与药物预防联合。

355. 若患肢无法或不宜行机械预防措施怎么办？

若患侧肢体无法或不宜采用机械预防措施的患者，如下肢骨折外固定、严重变形、严重烧伤等情况，可在对侧肢体实施预防。

356. 非骨科手术患者静脉血栓栓塞症预防原则有哪些？

对外科手术患者选择最佳血栓预防方案时，应考虑静脉血栓栓塞症（VTE）发生的风险以及出血并发症，同时对每个个体充分权衡利弊。

对普外科及腹部盆腔手术患者应进行VTE危险分层（Caprini评分系统），并提供相应的预防方案（详见VTE预防策略）。对于接受腹部盆腔肿瘤手术的高VTE风险患者，推荐在术后延长LMWH预防时间。对于所有患者，不建议应用下腔静脉滤器作为VTE的一级预防。

357. 住院患者的静脉血栓栓塞症预防时间多久？

（1）多数VTE高风险的内科住院患者，建议药物或机械预防7~14天。

（2）多数VTE高风险的外科住院患者，建议药物或机械预防至术后7~14天。对于合并恶性肿瘤的外科手术和骨科大手术患者，建议延长预防时间。

358. 如何处理药物预防治疗过程中的出血情况？

（1）停用抗凝药物，尽快逆转抗凝效果。如使用肝素抗凝，可用鱼精蛋白对抗；华法林抗凝出血可用维生素K_1对抗；直接口服抗凝药物中达比加群酯可用Praxbind对抗。

（2）整体处理，控制可能加重出血的原因。如血压管理、停用某些合并用药（如阿司匹林）等，必要时输血或补充凝血酶或凝血因子等支持治疗。

（3）专科处理，如消化系统出血及颅内出血的处理等。

359.静脉血栓栓塞症预防治疗后一定能避免静脉血栓栓塞症的发生吗？

临床研究显示，即使采取有效的药物和物理预防措施，仍不能完全杜绝VTE的发生。VTE预防治疗的效果取决于患者自身情况、合并症、预防方法、药物选择和剂量，这些都可能影响VTE预防的效果。

360.什么是经济舱综合征？

经济舱综合征（ECS）泛指乘客因乘坐飞机所造成的综合征。目前被用来指飞行过程中，因乘客在经济舱狭小的座位上久坐不动，进而导致双下肢静脉血液回流减慢，甚至出现血液瘀滞，而诱发下肢深静脉血液发生凝固而形成血栓，即DVT。当乘客下飞机活动后，凝固的血栓脱落，可随血流经右心室到达肺动脉引起PTE。事实上，长途火车和长途巴士的乘客，甚至是卡车司机都有可能患ECS。所以说，将其命名为ECS并非妥当，有学者将其命名为"旅行相关血栓形成"，即"旅行VTE"。

361.怎样预防旅行相关静脉血栓栓塞症？

预防旅行VTE的基本措施如下：

（1）要在旅行中尽量多活动，即使不便离开座位，也要尽量活动脚趾，让血液流通；可以踮起脚尖，抬起后跟，每次动作持续几秒钟，做10~15次。

（2）要多喝水和不含酒精的饮料，这样可以使血液通畅。

（3）在旅行过程中必要时可应用膝下型GCS，在脚踝处给予15~30mmHg的压力。

（李凡敏、范慧明、岑茂林）

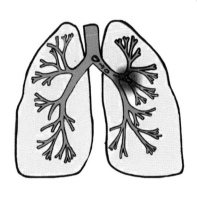

第四篇
非血栓性肺栓塞临床相关问题

362. 什么是非血栓性肺栓塞？其特点是什么？

肺栓塞（PE）以血栓导致的肺血栓栓塞症（PTE）最常见，而其他类型的栓子引起的PE称为非血栓性肺栓塞（NTPE）。由于非血栓性肺栓塞的临床表现多种多样，致病因素难以估测，往往涉及多个学科和专业，症状体征又不具备特异性，故在临床工作中更容易发生漏诊和误诊，或病情极其危重时方能确诊，延误治疗，甚至导致死亡。

363. 非血栓性肺栓塞的栓子主要包括哪些？

非血栓性肺栓塞（NTPE）的栓子主要包括三大类，如下：

（1）生物物质：如羊水、脂肪、寄生虫、脓毒性栓子和肿瘤细胞等。

（2）非生物物质：如气体、骨水泥、滑石粉、碘化油、金属汞、放射示踪剂和棉线等。

（3）异物：如导管碎片、术中物质、放射性粒子和子弹等。

‖第一章‖　　羊水栓塞综合征

364. 什么是羊水栓塞综合征？

羊水栓塞综合征（AFES）又称妊娠类过敏反应综合征，是指在分娩过程中羊水突然进入母体血液循环引起急性肺栓塞、过敏性休克、弥散性血管内凝血（DIC）、肾功能衰竭或猝死的严重的分娩期并发症。AFES是产科最危险的罕见疾病，其发病率为（1.9~7.7）/10万，死亡率为19%~86%。

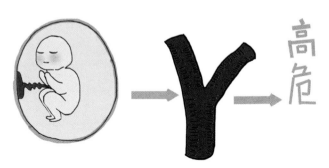

图43　羊水栓塞综合征示意图

365. 羊水栓塞综合征的发病机制是什么？

羊水栓塞综合征（AFES）的发病机制尚不明确，AFES与以下两个假定机制相关：

（1）胎儿的胎毛、胎粪和鳞状细胞进入肺的血管导致机械性阻塞。

（2）母体将对胎儿抗原和羊水成分发生免疫反应，当胎儿的异体抗原激活母体的炎症介质时，发生炎症、免疫等"瀑布样"级联反应，从而发生类似全身炎症反应综合征，引起肺动脉高压、肺水肿、严重低氧血症、呼吸衰竭、循环衰竭、心脏骤停及孕产妇严重出血、DIC、多器官功能衰竭等一系列表现。

366. 羊水栓塞综合征的发生条件有哪些？

多数认为羊水等物质进入子宫颈是由于下列三个先决条件发生所造成：

（1）羊膜腔内压力增高（子宫收缩过强或强直性子宫收缩）。

（2）胎膜破裂（其中2/3为胎膜早破，1/3为胎膜自破）。

（3）宫颈或宫体损伤处有开放的静脉或血窦。

367. 哪些孕妇容易出现羊水栓塞综合征?

发生羊水栓塞综合征(AFES)的危险因素主要包括:

（1）急产。

（2）产妇高龄。

（3）剖宫产和器械助产。

（4）前置胎盘和胎盘早剥。

（5）多次经产（≥5活产或死产）。

（6）宫颈撕裂伤。

（7）胎儿窘迫。

（8）子痫。

（9）药物引产。

临床上遇到以上情况需警惕AFES的发生。

368. 羊水栓塞综合征的好发时机?

羊水栓塞综合征(AFES)通常在分娩过程中或产后立即发生,大多发生在胎儿娩出前2小时及胎盘娩出后30分钟内;70%的AFES发生在产程中,11%发生在经阴道分娩后,19%发生于剖宫产术中及术后。有极少部分发生在中期妊娠引产、羊膜腔穿刺术中和外伤时。

369. 羊水栓塞综合征的前驱症状有哪些表现?

30%～40%的羊水栓塞综合征(AFES)孕产妇会出现非特异性的前驱症状,需重视与防范。其前驱症状主要表现为呛咳、呼吸急促、心悸、胸痛、呕吐、麻木、烦躁、精神状态的改变及濒死感等,临床上需重视这些前驱症状。羊水栓塞综合征如在胎儿娩出前发生,胎心电子监护可显示胎心减速、胎心基线变异消失等异常。

370. 羊水栓塞综合征的典型临床表现有哪些?

羊水栓塞综合征(AFES)的典型临床表现为产时、产后出现突发的低氧血症、低血压和凝血功能障碍。

（1）呼吸循环功能衰竭：孕产妇出现突发呼吸困难、血氧饱和度下降、心动过速、低血压休克、抽搐、意识丧失或昏迷等。

（2）凝血功能障碍：大部分AFES孕产妇存在DIC，且可为AFES的首发表现。表现为胎儿娩出后无原因的、即刻大量产后出血，且为不凝血，以及全身皮肤黏膜出血、血尿、消化道出血、手术切口出血等DIC表现。

（3）多器官功能损害：AFES孕产妇的全身器官均可受损，除心、肺功能衰竭及凝血功能障碍外，肾脏和中枢神经系统是最常受损的器官和系统。

371.如何诊断羊水栓塞综合征？

羊水栓塞综合征（AFES）的诊断主要依靠临床特点。《羊水栓塞临床诊断与处理专家共识（2018）》推荐，符合AFES临床特点的孕产妇，可以做出AFES的诊断，母体血中找到胎儿或羊水成分不是诊断的必须依据。

当其他原因不能解释的急性孕产妇心、肺功能衰竭伴以下1种或几种情况：低血压、心律失常、呼吸短促、抽搐、急性胎儿窘迫、心脏骤停、凝血功能障碍、孕产妇出血、前驱症状（乏力、麻木、烦躁、针刺感），可考虑为AFES。

372.羊水栓塞综合征如何抢救和治疗？

一旦怀疑羊水栓塞综合征（AFES），立即按AFES急救，推荐多学科密切协作参与抢救处理。AFES的治疗主要采取生命支持、对症治疗和保护器官功能，高质量的心肺复苏（CPR）和纠正DIC。

（1）呼吸支持治疗：立即保持气道通畅，充分给氧，尽早保持良好的通气状况是成功的关键。

（2）循环支持治疗：根据血流动力学状态，在AFES的初始治疗中使用血管活性药物和正性肌力药物，以保证心输出量和血压稳定，并应避免过度输液。

（3）处理凝血功能障碍：AFES引发的产后出血、DIC往往较严重，应积极处理，快速补充红细胞和凝血因子至关重要，尤其需要注意补充纤维蛋白原。不常规推荐肝素治疗，除非有早期高凝状态的依据。

（4）产科处理：若AFES发生在胎儿娩出前，抢救孕妇的同时应及时终止妊娠，行阴道助产或短时间内行剖宫产术。子宫切除不是治疗AFES的必要措施，不应实施预防性子宫切除术。

（5）器官功能支持与保护：AFES急救成功后往往会发生急性肾功能衰竭、急性呼吸窘迫综合征、缺血缺氧性脑损伤等多器官功能衰竭。

（何兵、许洪梅）

‖第二章‖　脂肪栓塞综合征

373.什么是脂肪栓塞综合征？

脂肪栓塞综合征（FES）是由于脂肪栓子进入血流阻塞小血管，尤其是阻塞肺内毛细血管，使其发生一系列的病理改变和临床表现。FES常见于骨外伤，特别是下肢的闭合长骨骨折，股骨尤为常见。骨外伤合并FES常见于10~40岁人群，男性多见。

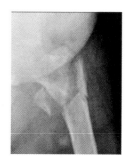

图44　X线片提示股骨骨折

374.脂肪栓塞形成需具备哪些条件？

脂肪栓塞形成需具体以下三个条件：

（1）脂肪细胞膜破裂，产生游离脂质。

（2）损伤而开放的静脉。

（3）损伤局部或骨折处血肿形成，局部压力升高，促使脂肪进入破裂的静脉。

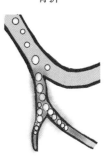

图45　脂肪栓塞示意图

375.减肥抽脂术有脂肪栓塞风险吗？

抽脂手术存在一定脂肪栓塞风险，据报道，抽脂手术导致脂肪栓塞发生率约为1/20万。主要为抽脂过程中医生操作不规范而导致吸脂针触碰到大的血管壁，被破坏的脂肪滴经破损的静脉血管进入血液，随着全身的血液回流造成脏器栓塞，即脂肪栓塞综合征，表现为呼吸窘迫、胸痛、昏迷、意识模糊，严重者甚至死亡。

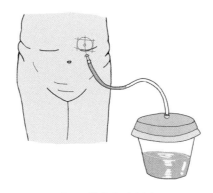

图46　抽脂术示意图

376. 脂肪栓塞综合征的典型三联征是什么？

典型的脂肪栓塞综合征（FES）三联征主要包括低氧血症、神经系统异常和瘀点状皮疹。

377. 脂肪栓塞综合征有哪些临床表现？

脂肪栓塞综合征（FES）通常在初始损伤后24～72小时出现。最初的临床表现一般为肺部症状，包括呼吸困难、呼吸急促、低氧血症和呼吸衰竭，其中96%的患者可能出现低氧血症。当呼吸发生变化后，神经功能一般也开始出现障碍。神经功能异常症状包括神智涣散、意识混乱、嗜睡、躁动和昏迷。瘀斑通常出现在眼结膜、头面部、颈部、前胸部和腋窝处。若在适当的临床情况下出现该病特有的瘀点状皮疹，或者特征性体征（即低氧血症和神经功能受损），且不存在其他解释时，需考虑FES的可能。

378. 脂肪栓塞综合征胸片有哪些改变？

脂肪栓塞综合征（FES）患者胸部X线片有阳性发现者占全部患者的1/3左右。起初胸部X线正常，而后在1～3天内逐渐表现为肺间质及肺泡不透光，典型改变为两肺大块斑片状阴影，称之为"暴风雪样"改变，尤其在肺的上中部多见。

379.脂肪栓塞综合征怎样抢救和治疗？

早预防、早诊断和及时对症处理，注意保护肺、脑等重要脏器，防治各种并发症是当前防治脂肪栓塞综合征（FES）的主要措施。

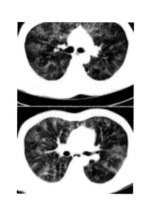

图47　脂肪栓塞综合征典型"暴风雪样"改变

（1）早期有效制动患肢

如果骨折端经常移动，势必造成骨折端再出血，使局部压力增高，致使脂肪滴进入血循环的机会增多，诱发或加重FES。

（2）保持呼吸道通畅

维持适当的氧合是治疗的关键。低氧血症难以纠正时先给予面罩给氧、持续气道正压（CPAP）或其他的无创通气。昏迷及不能维持正常气道功能者，需行气管插管。

（3）降温、利尿

用冰帽和人工冬眠控制高热，并配合用利尿剂行脱水疗法，防止脑水肿，对肺间质水肿治疗也有作用。

（4）抗休克和维持水电解质平衡

应维持有效循环量，补充白蛋白降低游离脂肪酸毒性作用，限制钠盐，避免肺水肿。

（5）药物治疗

380.脂肪栓塞综合征可使用哪些药物治疗？

由于没有直接溶解脂肪栓子的药物，脂肪栓塞综合征（FES）需采取上述综合治疗措施，目前并无证实有确切疗效的药物，临床中可尝试使用以下药物治疗。

（1）激素：肾上腺皮质激素有减轻血管壁通透性和对抗游离脂肪酸毒性所引起的局部炎症的作用，使低氧血症得到改善，减轻呼吸困难，并减轻脑水肿。

（2）肝素：可能减轻弥散性血管内凝血，使血小板分开，改善微循环或促进脂肪分解。

（3）低分子右旋醣酐：可增加血容量，降低血黏度，增加微循环冲刷力。

（李凡敏、罗林城）

‖ 第三章 ‖　空气栓塞

381. 什么是空气栓塞?

空气栓塞是指大量空气迅速进入血液循环或溶解于血液内的气体迅速游离形成气泡, 阻塞血管或心腔导致循环障碍的一种临床综合征。多由创伤或医源性因素所致, 可导致严重的后果。

382. 空气栓塞形成取决于哪些条件?

空气进入血液循环是否造成栓塞主要取决于空气进入的速度和气体量。如空气量小, 可分散到肺泡毛细血管, 与血红蛋白结合, 或弥散至肺泡, 随呼吸排出体外, 因而不造成损害。若迅速进入静脉的空气量超过100ml, 空气随血流到达右心, 心脏搏动, 空气和血液经搅拌形成泡沫血, 其可随心脏运动膨大、缩小, 阻塞右心和肺动脉出口, 造成严重血液循环障碍。

383. 一般的外周静脉输液可导致严重的空气栓塞吗?

如上所述, 形成空气栓塞, 造成健康危害是需要一定空气量, 并以较快速度进入血管为条件的, 造成明显症状需要超过1.5ml/（kg·min）的空气输注速度。一旦有空气在输液管中聚集成明显气泡, 滴速就会显著变慢; 如果形成串珠状栓塞, 就会阻断滴注, 进入体内的空气量很少。因此, 一般的外周静脉输液极少引起严重的空气栓塞症状。

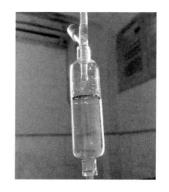

384. 空气栓塞有哪些临床表现?

空气栓塞多数起病急骤, 患者突然出现烦躁不安、极度恐惧、呼吸困难、发绀、胸背部疼痛，心前区压抑感，并迅速陷入严重休克状态。查体时于心前区可以听到从滴嗒声至典型的收缩期粗糙磨轮样杂音。

如果发病时患者处于头高位，则有可能引起脑血管空气栓塞。此时，患者可出现强直性或阵发性抽搐，意识丧失，或有头痛、头晕、恶心，继而呼吸困难、全身发绀、双目失明、肢体瘫痪或抽搐，最后进入休克。

385.空气栓塞如何抢救和治疗？

空气栓塞患者起病急，病情进展迅速，需予以积极有效治疗，如首先给100%氧吸入(用面罩或气管插管)，静脉输入晶体维持循环。让患者头低位，并维持左侧卧位，经静脉穿刺或放进导管至右心房排气，同时让患者关闭声门，强行呼气以增加胸膜腔内压，减慢含气泡的血液流入心脏并经导管排出。情况允许可行高压氧治疗。

因脑血管气栓引起全身性癫痫发作，应给予镇静剂，地西泮10～20 mg静注及脱水剂甘露醇200 ml静滴，视病情调整合适的剂量，严重病例应给予冬眠疗法，送加强治疗病房监测治疗。

386.怎样区别羊水栓塞和空气栓塞？

羊水栓塞临床也以呼吸困难、发绀、休克等为其主要表现，与空气栓塞有相似之处。但羊水栓塞多发生于产科情况，且常伴有明显出血倾向，心前区无磨轮样杂音；而空气栓塞者则相反，多不伴有出血倾向，心前区可听到磨轮样杂音，可资区别。

（易群、罗伟）

‖ 第四章 ‖　脓毒性肺栓塞及癌栓

387. 什么是脓毒性肺栓塞？

脓毒性（感染性）肺栓塞（SPE）是由细菌、真菌、寄生虫形成的栓子所导致的肺栓塞，这些栓子可导致肺梗死和转移性脓肿。

388. 脓毒性肺栓塞有哪些临床特点？

典型的脓毒性肺栓塞（SPE）主要表现为发热、咳嗽、咯血、肺间质浸润和活动性肺外感染等；CT影像学特点主要是斑片状气腔病变，以及胸膜下大小不等的圆形或楔形结节影，这些结节多呈血源性分布，常见于肺下叶并可能形成小的空腔。临床医生根据以上特点多可以作出初步诊断。

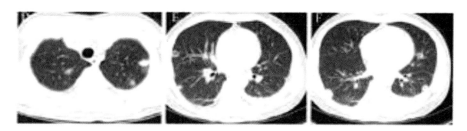

图48　脓毒性肺栓塞CT表现

389. 脓毒性肺栓塞的诊断标准有哪些？

脓毒性肺栓塞（SPE）诊断依靠临床、微生物学及影像学的证据。SPE诊断标准总结如下：

（1）发胸膜下外周结节、＜3cm的楔形影和滋养血管征CT表现；滋养血管征为一支血管影连接肺部周边病灶，在2/3以上患者出现，可作为高度提示SPE的征象。

（2）作为可能的脓毒栓子来源，存在活动性肺外感染。

（3）除外其他可能引起肺部浸润影的疾病。

（4）经恰当的抗生素治疗，肺部浸润影吸收。

390. 怎样鉴别肺肿瘤栓塞与肺血栓栓塞？

肿瘤栓塞没有特异性临床表现，临床上很难区分肿瘤栓塞与血栓栓塞，但诊断性评估应注意鉴别肺栓塞是肿瘤栓塞还是血栓栓塞，因为两者的预后及治疗措施不同。临床医生可通过一些辅助检查对两者进行鉴别：

（1）肺肿瘤栓塞的肺通气/灌注显像结果可能无异常或显示多发的、小的周围性亚段肺血管灌注缺损（即"斑点"样表现）伴通气正常。这些表现形式与通常所见的肺血栓栓塞症（PTE）表现不同。

（2）肺肿瘤栓塞患者的超声心动图或右心导管术检查常显示平均肺动脉压超过50mmHg，而由血栓栓塞引起的急性PTE极少出现平均肺动脉压高达40mmHg以上。

（3）肿瘤FDG-PET检查常提示大的肿瘤栓子会积极摄取氟[18F]脱氧葡萄糖，而血栓栓塞无此特点。

（4）虽然辅助检查可能提示肺肿瘤栓塞，但确诊还需要证实肺血管内存在肿瘤细胞。可通过肺组织活检或肺动脉血细胞学检查来证实。

（李希、许丹）

‖ 主要参考文献 ‖

[1] 陆芸, 马宝通, 郭若霖, 等.骨科创伤患者深静脉血栓危险因素的研究 [J].中华骨科杂志, 2007, 27（9）: 693-698.

[2] Milgrom A,Lee K,Rothschild M,et al.Thrombophilia in 153 Patients With Premature Cardiovascular Disease≤Age 45 [J]. Clin Appl Thromb Hemost,2017:1076029617703481.[Epub ahead of print].

[3] Hemon F,Fouchard F,Tromeur C,et al.Association between hospitalization for acute medical illness and VTE risk:A lower efficacy of thromboprophylaxis in elderly patients? Results from the EDITH case-control study [J]. Eur J Intern Med,2017,44:39-43.

[4] Prandoni P,Bar S,Milan M,et al. The risk of recurrent thromboembolic disorders in patients with unprovoked venous thromboembolism:new scenarios and opportunities [J]. Eur J Inter Med,2014,25(1):25-30.

[5] Levy MM,Bach C,Fisher-Snowden R,et al. Upper extremity deep venous thrombosis:reassessing the risk for subsequent pulmonary embolism [J]. Ann Vasc Surg,2011,25(4):442-447.

[6] Marston N,Brown JP,Olson N,et al.Right ventricular strain before and after pulmonary thromboendarterectomy in patients with chronic thromboembolic pulmonary hypertension [J]. Echocardiograp hy,2015,32(7):1115-1121.

[7] Burrowes KS,Clark AR,Tawhai MH.Blood flow redistribution and ventilation-perfusion mismatch during embolic pulmonary arterial occlusion

［J］. Pulm Circ,2011,1(3):365-376.

［8］Quarck R,Wynants M,Verbeken E,et al.Contribution of inflammation and impaired angiogenesis to the pathobiology of chronic thromboembolic pulmonary hypertension ［J］. Eur Respir J,2015,46(2):431-443.

［9］Roy PM,Colombet I,Durieux P,et al.Systematic review and meta-analysis of strategies for the diagnosis of suspected pulmonary embolism ［J］. BMJ,2005,331(7511):259.

［10］Stein PD,Fowler SE,Goodman LR,et al.Multidetector computed tomography for acute pulmonary embolism ［J］. N Engl J Med,2006,354(22):2317-2327.

［11］Henzler T,Schoenberg SO,Schoepf UJ,et al. Diagnosing acute pulmonary embolism:systematic review of evidence base and cost-effectiveness of imaging tests ［J］. J Thorac Imaging,2012,27(5):304-314.

［12］Stein PD,Chenevert TL,Fowler SE,et al. Gadolinium-enhanced magnetic resonance angiography for pulmonary embolism:a multicenter prospective study (PIOPED Ⅲ) ［J］. Ann Intern Med,2010,152(7):434-443.

［13］Konstantinides SV,Torbicki A,Agnelli G,et al. 2014 ESC guidelines on the diagnosis and management of acute pulmonary embolism ［J］. Eur Heart J,2014,35(43):3033-3069,3069a-2069k.

［14］Ceriani E,Combescure C,Le Gal G,et al. Clinical prediction rules for pulmonary embolism:a systematic review and meta-analysis [J]. J Thromb Haemost,2010,8(5):957-970.

［15］Schouten HJ,Geersing GJ,Koek HL,et al. Diagnostic accuracy of conventional or age adjusted D-dimer cut-off values in older patients with suspected venous thromboembolism:systematic review and meta-analysis ［J］. BMJ,2013,346:f2492.

［16］Torbicki A,Perrier A,Konstantinides S,et al.Guiidelines on the diagnosis and management of acute pulmonary embolism:the Task Force for the Diagnosis and Management of Acute Pulmonary Embolism of the European Society of Cardiology (ESC) [J]. Eur Heart J,2008,29(18):2276-2315.

[17] Konstantinides SV,Torbicki A,Agnelli G,et al. 2014 ESC guidelines on the diagnosis and management of acute pulmonary embolism [J]. Eur Heart J,2014,35(43):3033-3069,3069a-2069k.

[18] Grigorita L,Thomas B. Circulatory collapse,right ventricular dilatation,and alveolar dead space:A triad for the rapid diagnosis of massive pulmonary embolism [J]. Am J Emerg Med,2017,pii:S0735-6757(17)30678-2. [Epub ahead of print].

[19] Izcovich A,Popoff F,Rada G. Early mobilization versus bed rest for deep vein thrombosis [J]. Medwave,2016,16 Suppl 2:e6478.

[20] 中华医学会呼吸病学分会.肺血栓栓塞症的诊断与治疗指南(草案) [J]. 中华结核和呼吸杂志, 2001, 24(5): 259-264.

[21] Robertson L,Jones LE. Fixed dose subcutaneous low molecular weight heparins versus adjusted dose unfractionated heparin for the initial treatment of venous thromboembolism [J]. Cochrane Database Syst Rev,2017,2:CD001100.

[22] Buller HR,Davidson BL,Decousus H,et al. Subcutaneous fondaparinux versus intravenous unfractionated heparin in the initial treatment of pulmonary embolism [J]. N Engl J Med,2003,349(18):1695-1702.

[23] Habashi NM, Andrews PL, Scalea TM. Therepeutic aspects of fat embolism syndrome [J]. Injury, 2006, 37(Suppl 4): s68-s73.

[24] Zhou HX, Peng LQ, Yan Y, et al. Validation of the Caprini risk assessment model in Chinese hospitalized patients with venous thromboembolism [J]. Thromb Res. 2012 Nov;130(5):735-740.

[25] Zhou H, Wang L, Wu X, et al. Validation of a venous thromboembolism risk assessment model in hospitalized chinese patients: a case-control study [J]. J Atheroscler Thromb. 2014;21:261-272.

［26］Zhou HX, Hu YH, Li XQ, et al.Assessment of the Risk of Venous Thromboembolism in Medical Inpatients using the PaduaPrediction Score and Caprini Risk Assessment Model［J］, J Atheroscler Thromb, 2018,25(11):1091-1104.

［27］周海霞, 唐永江, 王岚, 等. Caprini风险评估模型筛选内科住院患者静脉血栓栓塞症的有效性［J］. 中华医学杂志, 2013;93:1864-7.

［28］中华医学会呼吸病学分会肺栓塞与肺血管病学组. 2018年中国肺血栓栓塞症诊治与预防指南［J］. 中华医学杂志, 2018.98（14）: 1060-1087.

［29］中华医学会妇产科分会产科学组. 2018年中国羊水栓塞临床诊断与处理专家共识［J］. 中华妇产科杂志, 2018.53（12）: 831-835.

［30］中华医学会呼吸病学分会肺栓塞与肺血管病学组. 2018年中国医院内静脉血栓栓塞症防治与管理建议［J］. 中华医学杂志, 2018.98（18）: 1383-1388.

［31］《中国血栓性疾病防治指南》专家委员会. 2018年中国血栓性疾病防治指南［J］. 中华医学杂志, 2018.98（36）: 2861-2888.

［32］中国临床肿瘤学会肿瘤与血栓专家委员会. 2019年中国肿瘤相关静脉血栓栓塞症预防与治疗指南［J］中国肿瘤临床, 2019.46（13）: 653-660.